DIESES BUCH GEHÖRT

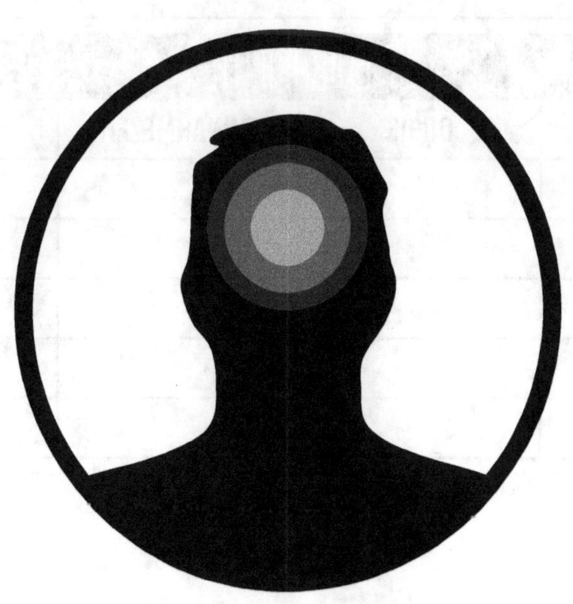

DATUM

WOCHENTAG

DAUER

STÄRKE
○ LEICHT ○ MITTEL ○ STARK

POSITION
○ RECHTS ○ LINKS ○ STIRN ○ MITTIG ○ OHR ○ SCHLÄFE ○ HINTEN

BEGLEITSYMPTOME
○ ÜBELKEIT ○ ERBRECHEN ○ SCHWINDEL ○ SCHWÄCHE
○ LICHTEMPFINDLICHKEIT ○ LÄRMEMPFINDLICHKEIT ○ APPETITLOSIGKEIT ○ GERUCHSEMPFINDLICHKEIT
○ SPRACHSTÖRUNGEN ○ SEHSTÖRUNGEN ○ ________ ○ ________ ○ ________

AUSLÖSER
○ STRESS ○ EMOTIONEN ○ HORMONE ○ ERNÄHRUNG
○ ERSCHÖPFUNG ○ FLÜSSIGKEITSMANGEL ○ WETTER ○ ALKOHOL
○ ________ ○ ________ ○ ________ ○ ________ ○ ________

MEDIKAMENTE

MEDIKAMENT	DOSIS	EINNAHMEZEIT	WIRKUNG

NOTIZEN

<table>
<tr><td>**DATUM**</td><td></td><td colspan="2">**WOCHENTAG**</td><td></td></tr>
</table>

DATUM

WOCHENTAG

DAUER

STÄRKE ○ LEICHT ○ MITTEL ○ STARK

POSITION ○ RECHTS ○ LINKS ○ STIRN ○ MITTIG ○ OHR ○ SCHLÄFE ○ HINTEN

BEGLEITSYMPTOME

○ ÜBELKEIT ○ ERBRECHEN ○ SCHWINDEL ○ SCHWÄCHE

○ LICHTEMPFINDLICHKEIT ○ LÄRMEMPFINDLICHKEIT ○ APPETITLOSIGKEIT ○ GERUCHSEMPFINDLICHKEIT

○ SPRACHSTÖRUNGEN ○ SEHSTÖRUNGEN ○ _________ ○ _________ ○ _________

AUSLÖSER

○ STRESS ○ EMOTIONEN ○ HORMONE ○ ERNÄHRUNG

○ ERSCHÖPFUNG ○ FLÜSSIGKEITSMANGEL ○ WETTER ○ ALKOHOL

○ _________ ○ _________ ○ _________ ○ _________ ○ _________

MEDIKAMENTE

MEDIKAMENT	DOSIS	EINNAHMEZEIT	WIRKUNG

NOTIZEN

| DATUM | | WOCHENTAG | |

| DAUER | | STÄRKE | ○ LEICHT | ○ MITTEL | ○ STARK |

POSITION
○ RECHTS ○ LINKS ○ STIRN ○ MITTIG ○ OHR ○ SCHLÄFE ○ HINTEN

BEGLEITSYMPTOME

○ ÜBELKEIT ○ ERBRECHEN ○ SCHWINDEL ○ SCHWÄCHE

○ LICHTEMPFINDLICHKEIT ○ LÄRMEMPFINDLICHKEIT ○ APPETITLOSIGKEIT ○ GERUCHSEMPFINDLICHKEIT

○ SPRACHSTÖRUNGEN ○ SEHSTÖRUNGEN ○ ________ ○ ________ ○ ________

AUSLÖSER

○ STRESS ○ EMOTIONEN ○ HORMONE ○ ERNÄHRUNG

○ ERSCHÖPFUNG ○ FLÜSSIGKEITSMANGEL ○ WETTER ○ ALKOHOL

○ ________ ○ ________ ○ ________ ○ ________ ○ ________

MEDIKAMENTE

MEDIKAMENT	DOSIS	EINNAHMEZEIT	WIRKUNG

NOTIZEN

DATUM

DAUER

WOCHENTAG

STÄRKE ○ LEICHT ○ MITTEL ○ STARK

POSITION ○ RECHTS ○ LINKS ○ STIRN ○ MITTIG ○ OHR ○ SCHLÄFE ○ HINTEN

BEGLEITSYMPTOME

○ ÜBELKEIT ○ ERBRECHEN ○ SCHWINDEL ○ SCHWÄCHE

○ LICHTEMPFINDLICHKEIT ○ LÄRMEMPFINDLICHKEIT ○ APPETITLOSIGKEIT ○ GERUCHSEMPFINDLICHKEIT

○ SPRACHSTÖRUNGEN ○ SEHSTÖRUNGEN ○ _________ ○ _________ ○ _________

AUSLÖSER

○ STRESS ○ EMOTIONEN ○ HORMONE ○ ERNÄHRUNG

○ ERSCHÖPFUNG ○ FLÜSSIGKEITSMANGEL ○ WETTER ○ ALKOHOL

○ _________ ○ _________ ○ _________ ○ _________ ○ _________

MEDIKAMENTE

MEDIKAMENT	DOSIS	EINNAHMEZEIT	WIRKUNG

NOTIZEN

<table>
<tr><td>**DATUM**</td><td></td><td>**WOCHENTAG**</td><td></td></tr>
</table>

DATUM

WOCHENTAG

DAUER

STÄRKE ○ LEICHT ○ MITTEL ○ STARK

POSITION ○ RECHTS ○ LINKS ○ STIRN ○ MITTIG ○ OHR ○ SCHLÄFE ○ HINTEN

BEGLEITSYMPTOME

○ ÜBELKEIT ○ ERBRECHEN ○ SCHWINDEL ○ SCHWÄCHE

○ LICHTEMPFINDLICHKEIT ○ LÄRMEMPFINDLICHKEIT ○ APPETITLOSIGKEIT ○ GERUCHSEMPFINDLICHKEIT

○ SPRACHSTÖRUNGEN ○ SEHSTÖRUNGEN ○ _______ ○ _______ ○ _______

AUSLÖSER

○ STRESS ○ EMOTIONEN ○ HORMONE ○ ERNÄHRUNG

○ ERSCHÖPFUNG ○ FLÜSSIGKEITSMANGEL ○ WETTER ○ ALKOHOL

○ _______ ○ _______ ○ _______ ○ _______ ○ _______

MEDIKAMENTE

MEDIKAMENT	DOSIS	EINNAHMEZEIT	WIRKUNG

NOTIZEN

DAUER

STÄRKE ○ LEICHT ○ MITTEL ○ STARK

POSITION ○ RECHTS ○ LINKS ○ STIRN ○ MITTIG ○ OHR ○ SCHLÄFE ○ HINTEN

BEGLEITSYMPTOME

○ ÜBELKEIT ○ ERBRECHEN ○ SCHWINDEL ○ SCHWÄCHE

○ LICHTEMPFINDLICHKEIT ○ LÄRMEMPFINDLICHKEIT ○ APPETITLOSIGKEIT ○ GERUCHSEMPFINDLICHKEIT

○ SPRACHSTÖRUNGEN ○ SEHSTÖRUNGEN ○ ________ ○ ________ ○ ________

AUSLÖSER

○ STRESS ○ EMOTIONEN ○ HORMONE ○ ERNÄHRUNG

○ ERSCHÖPFUNG ○ FLÜSSIGKEITSMANGEL ○ WETTER ○ ALKOHOL

○ ________ ○ ________ ○ ________ ○ ________ ○ ________

MEDIKAMENTE

MEDIKAMENT	DOSIS	EINNAHMEZEIT	WIRKUNG

NOTIZEN

MEDIKAMENTE

MEDIKAMENT	DOSIS	EINNAHMEZEIT	WIRKUNG

DATUM		WOCHENTAG	

| DAUER | | STÄRKE | ○ LEICHT | ○ MITTEL | ○ STARK |

POSITION ○ RECHTS ○ LINKS ○ STIRN ○ MITTIG ○ OHR ○ SCHLÄFE ○ HINTEN

BEGLEITSYMPTOME

○ ÜBELKEIT ○ ERBRECHEN ○ SCHWINDEL ○ SCHWÄCHE

○ LICHTEMPFINDLICHKEIT ○ LÄRMEMPFINDLICHKEIT ○ APPETITLOSIGKEIT ○ GERUCHSEMPFINDLICHKEIT

○ SPRACHSTÖRUNGEN ○ SEHSTÖRUNGEN ○ _________ ○ _________ ○ _________

AUSLÖSER

○ STRESS ○ EMOTIONEN ○ HORMONE ○ ERNÄHRUNG

○ ERSCHÖPFUNG ○ FLÜSSIGKEITSMANGEL ○ WETTER ○ ALKOHOL

○ _________ ○ _________ ○ _________ ○ _________ ○ _________

MEDIKAMENTE

MEDIKAMENT	DOSIS	EINNAHMEZEIT	WIRKUNG

NOTIZEN

DATUM

WOCHENTAG

DAUER

STÄRKE
○ LEICHT ○ MITTEL ○ STARK

POSITION
○ RECHTS ○ LINKS ○ STIRN ○ MITTIG ○ OHR ○ SCHLÄFE ○ HINTEN

BEGLEITSYMPTOME
○ ÜBELKEIT ○ ERBRECHEN ○ SCHWINDEL ○ SCHWÄCHE
○ LICHTEMPFINDLICHKEIT ○ LÄRMEMPFINDLICHKEIT ○ APPETITLOSIGKEIT ○ GERUCHSEMPFINDLICHKEIT
○ SPRACHSTÖRUNGEN ○ SEHSTÖRUNGEN ○ ______ ○ ______ ○ ______

AUSLÖSER
○ STRESS ○ EMOTIONEN ○ HORMONE ○ ERNÄHRUNG
○ ERSCHÖPFUNG ○ FLÜSSIGKEITSMANGEL ○ WETTER ○ ALKOHOL
○ ______ ○ ______ ○ ______ ○ ______ ○ ______

MEDIKAMENTE

MEDIKAMENT	DOSIS	EINNAHMEZEIT	WIRKUNG

NOTIZEN

MEDIKAMENTE			
MEDIKAMENT	DOSIS	EINNAHMEZEIT	WIRKUNG

DAUER

STÄRKE ○ LEICHT ○ MITTEL ○ STARK

POSITION ○ RECHTS ○ LINKS ○ STIRN ○ MITTIG ○ OHR ○ SCHLÄFE ○ HINTEN

BEGLEITSYMPTOME

○ ÜBELKEIT ○ ERBRECHEN ○ SCHWINDEL ○ SCHWÄCHE

○ LICHTEMPFINDLICHKEIT ○ LÄRMEMPFINDLICHKEIT ○ APPETITLOSIGKEIT ○ GERUCHSEMPFINDLICHKEIT

○ SPRACHSTÖRUNGEN ○ SEHSTÖRUNGEN ○ __________ ○ __________ ○ __________

AUSLÖSER

○ STRESS ○ EMOTIONEN ○ HORMONE ○ ERNÄHRUNG

○ ERSCHÖPFUNG ○ FLÜSSIGKEITSMANGEL ○ WETTER ○ ALKOHOL

○ __________ ○ __________ ○ __________ ○ __________ ○ __________

MEDIKAMENTE

MEDIKAMENT	DOSIS	EINNAHMEZEIT	WIRKUNG

NOTIZEN

DATUM

WOCHENTAG

DAUER

STÄRKE
○ LEICHT   ○ MITTEL   ○ STARK

POSITION
○ RECHTS   ○ LINKS   ○ STIRN   ○ MITTIG   ○ OHR   ○ SCHLÄFE   ○ HINTEN

BEGLEITSYMPTOME
○ ÜBELKEIT   ○ ERBRECHEN   ○ SCHWINDEL   ○ SCHWÄCHE
○ LICHTEMPFINDLICHKEIT   ○ LÄRMEMPFINDLICHKEIT   ○ APPETITLOSIGKEIT   ○ GERUCHSEMPFINDLICHKEIT
○ SPRACHSTÖRUNGEN   ○ SEHSTÖRUNGEN   ○ __________   ○ __________   ○ __________

AUSLÖSER
○ STRESS   ○ EMOTIONEN   ○ HORMONE   ○ ERNÄHRUNG
○ ERSCHÖPFUNG   ○ FLÜSSIGKEITSMANGEL   ○ WETTER   ○ ALKOHOL
○ __________   ○ __________   ○ __________   ○ __________   ○ __________

MEDIKAMENTE

MEDIKAMENT	DOSIS	EINNAHMEZEIT	WIRKUNG

NOTIZEN

DATUM

WOCHENTAG

DAUER

STÄRKE

○ LEICHT   ○ MITTEL   ○ STARK

POSITION

○ RECHTS   ○ LINKS   ○ STIRN   ○ MITTIG   ○ OHR   ○ SCHLÄFE   ○ HINTEN

BEGLEITSYMPTOME

○ ÜBELKEIT   ○ ERBRECHEN   ○ SCHWINDEL   ○ SCHWÄCHE

○ LICHTEMPFINDLICHKEIT   ○ LÄRMEMPFINDLICHKEIT   ○ APPETITLOSIGKEIT   ○ GERUCHSEMPFINDLICHKEIT

○ SPRACHSTÖRUNGEN   ○ SEHSTÖRUNGEN   ○ _______   ○ _______   ○ _______

AUSLÖSER

○ STRESS   ○ EMOTIONEN   ○ HORMONE   ○ ERNÄHRUNG

○ ERSCHÖPFUNG   ○ FLÜSSIGKEITSMANGEL   ○ WETTER   ○ ALKOHOL

○ _______   ○ _______   ○ _______   ○ _______   ○ _______

MEDIKAMENTE

MEDIKAMENT	DOSIS	EINNAHMEZEIT	WIRKUNG

NOTIZEN

<table>
<tr><td>DATUM</td><td></td><td>WOCHENTAG</td><td></td></tr>
<tr><td>DAUER</td><td></td><td>STÄRKE</td><td>○ LEICHT   ○ MITTEL   ○ STARK</td></tr>
</table>

POSITION
○ RECHTS ○ LINKS ○ STIRN ○ MITTIG ○ OHR ○ SCHLÄFE ○ HINTEN

BEGLEITSYMPTOME
○ ÜBELKEIT ○ ERBRECHEN ○ SCHWINDEL ○ SCHWÄCHE
○ LICHTEMPFINDLICHKEIT ○ LÄRMEMPFINDLICHKEIT ○ APPETITLOSIGKEIT ○ GERUCHSEMPFINDLICHKEIT
○ SPRACHSTÖRUNGEN ○ SEHSTÖRUNGEN ○ _______ ○ _______ ○ _______

AUSLÖSER
○ STRESS ○ EMOTIONEN ○ HORMONE ○ ERNÄHRUNG
○ ERSCHÖPFUNG ○ FLÜSSIGKEITSMANGEL ○ WETTER ○ ALKOHOL
○ _______ ○ _______ ○ _______ ○ _______ ○ _______

MEDIKAMENTE

MEDIKAMENT	DOSIS	EINNAHMEZEIT	WIRKUNG

NOTIZEN

DATUM

WOCHENTAG

DAUER

STÄRKE
○ LEICHT ○ MITTEL ○ STARK

POSITION
○ RECHTS ○ LINKS ○ STIRN ○ MITTIG ○ OHR ○ SCHLÄFE ○ HINTEN

BEGLEITSYMPTOME
○ ÜBELKEIT ○ ERBRECHEN ○ SCHWINDEL ○ SCHWÄCHE

○ LICHTEMPFINDLICHKEIT ○ LÄRMEMPFINDLICHKEIT ○ APPETITLOSIGKEIT ○ GERUCHSEMPFINDLICHKEIT

○ SPRACHSTÖRUNGEN ○ SEHSTÖRUNGEN ○ _________ ○ _________ ○ _________

AUSLÖSER
○ STRESS ○ EMOTIONEN ○ HORMONE ○ ERNÄHRUNG

○ ERSCHÖPFUNG ○ FLÜSSIGKEITSMANGEL ○ WETTER ○ ALKOHOL

○ _________ ○ _________ ○ _________ ○ _________ ○ _________

MEDIKAMENTE

MEDIKAMENT	DOSIS	EINNAHMEZEIT	WIRKUNG

NOTIZEN

<table>
<tr><td>**DATUM**</td><td></td><td>**WOCHENTAG**</td><td></td></tr>
</table>

<table>
<tr><td>**DAUER**</td><td></td><td>**STÄRKE**</td><td>○ LEICHT</td><td>○ MITTEL</td><td>○ STARK</td></tr>
</table>

POSITION

○ RECHTS   ○ LINKS   ○ STIRN   ○ MITTIG   ○ OHR   ○ SCHLÄFE   ○ HINTEN

BEGLEITSYMPTOME

○ ÜBELKEIT   ○ ERBRECHEN   ○ SCHWINDEL   ○ SCHWÄCHE

○ LICHTEMPFINDLICHKEIT   ○ LÄRMEMPFINDLICHKEIT   ○ APPETITLOSIGKEIT   ○ GERUCHSEMPFINDLICHKEIT

○ SPRACHSTÖRUNGEN   ○ SEHSTÖRUNGEN   ○ __________   ○ __________   ○ __________

AUSLÖSER

○ STRESS   ○ EMOTIONEN   ○ HORMONE   ○ ERNÄHRUNG

○ ERSCHÖPFUNG   ○ FLÜSSIGKEITSMANGEL   ○ WETTER   ○ ALKOHOL

○ __________   ○ __________   ○ __________   ○ __________   ○ __________

MEDIKAMENTE

MEDIKAMENT	DOSIS	EINNAHMEZEIT	WIRKUNG

NOTIZEN

<table>
<tr><td>**DATUM**</td><td></td><td>**WOCHENTAG**</td><td></td></tr>
</table>

DATUM

DAUER

WOCHENTAG

STÄRKE ○ LEICHT ○ MITTEL ○ STARK

POSITION ○ RECHTS ○ LINKS ○ STIRN ○ MITTIG ○ OHR ○ SCHLÄFE ○ HINTEN

BEGLEITSYMPTOME

○ ÜBELKEIT ○ ERBRECHEN ○ SCHWINDEL ○ SCHWÄCHE

○ LICHTEMPFINDLICHKEIT ○ LÄRMEMPFINDLICHKEIT ○ APPETITLOSIGKEIT ○ GERUCHSEMPFINDLICHKEIT

○ SPRACHSTÖRUNGEN ○ SEHSTÖRUNGEN ○ _________ ○ _________ ○ _________

AUSLÖSER

○ STRESS ○ EMOTIONEN ○ HORMONE ○ ERNÄHRUNG

○ ERSCHÖPFUNG ○ FLÜSSIGKEITSMANGEL ○ WETTER ○ ALKOHOL

○ _________ ○ _________ ○ _________ ○ _________ ○ _________

MEDIKAMENTE

MEDIKAMENT	DOSIS	EINNAHMEZEIT	WIRKUNG

NOTIZEN

DATUM

WOCHENTAG

DAUER

STÄRKE ◯ LEICHT ◯ MITTEL ◯ STARK

POSITION ◯ RECHTS ◯ LINKS ◯ STIRN ◯ MITTIG ◯ OHR ◯ SCHLÄFE ◯ HINTEN

BEGLEITSYMPTOME

◯ ÜBELKEIT ◯ ERBRECHEN ◯ SCHWINDEL ◯ SCHWÄCHE

◯ LICHTEMPFINDLICHKEIT ◯ LÄRMEMPFINDLICHKEIT ◯ APPETITLOSIGKEIT ◯ GERUCHSEMPFINDLICHKEIT

◯ SPRACHSTÖRUNGEN ◯ SEHSTÖRUNGEN ◯ __________ ◯ __________ ◯ __________

AUSLÖSER

◯ STRESS ◯ EMOTIONEN ◯ HORMONE ◯ ERNÄHRUNG

◯ ERSCHÖPFUNG ◯ FLÜSSIGKEITSMANGEL ◯ WETTER ◯ ALKOHOL

◯ __________ ◯ __________ ◯ __________ ◯ __________ ◯ __________

MEDIKAMENTE

MEDIKAMENT	DOSIS	EINNAHMEZEIT	WIRKUNG

NOTIZEN

DATUM

WOCHENTAG

DAUER

STÄRKE

○ LEICHT ○ MITTEL ○ STARK

POSITION

○ RECHTS ○ LINKS ○ STIRN ○ MITTIG ○ OHR ○ SCHLÄFE ○ HINTEN

BEGLEITSYMPTOME

○ ÜBELKEIT ○ ERBRECHEN ○ SCHWINDEL ○ SCHWÄCHE

○ LICHTEMPFINDLICHKEIT ○ LÄRMEMPFINDLICHKEIT ○ APPETITLOSIGKEIT ○ GERUCHSEMPFINDLICHKEIT

○ SPRACHSTÖRUNGEN ○ SEHSTÖRUNGEN ○ _______ ○ _______ ○ _______

AUSLÖSER

○ STRESS ○ EMOTIONEN ○ HORMONE ○ ERNÄHRUNG

○ ERSCHÖPFUNG ○ FLÜSSIGKEITSMANGEL ○ WETTER ○ ALKOHOL

○ _______ ○ _______ ○ _______ ○ _______ ○ _______

MEDIKAMENTE

MEDIKAMENT	DOSIS	EINNAHMEZEIT	WIRKUNG

NOTIZEN

| DATUM | | WOCHENTAG | |

| DAUER | | STÄRKE | ○ LEICHT | ○ MITTEL | ○ STARK |

POSITION ○ RECHTS ○ LINKS ○ STIRN ○ MITTIG ○ OHR ○ SCHLÄFE ○ HINTEN

BEGLEITSYMPTOME

○ ÜBELKEIT ○ ERBRECHEN ○ SCHWINDEL ○ SCHWÄCHE

○ LICHTEMPFINDLICHKEIT ○ LÄRMEMPFINDLICHKEIT ○ APPETITLOSIGKEIT ○ GERUCHSEMPFINDLICHKEIT

○ SPRACHSTÖRUNGEN ○ SEHSTÖRUNGEN ○ ______ ○ ______ ○ ______

AUSLÖSER

○ STRESS ○ EMOTIONEN ○ HORMONE ○ ERNÄHRUNG

○ ERSCHÖPFUNG ○ FLÜSSIGKEITSMANGEL ○ WETTER ○ ALKOHOL

○ ______ ○ ______ ○ ______ ○ ______ ○ ______

MEDIKAMENTE

MEDIKAMENT	DOSIS	EINNAHMEZEIT	WIRKUNG

NOTIZEN

DATUM

WOCHENTAG

DAUER

STÄRKE

○ LEICHT   ○ MITTEL   ○ STARK

POSITION

○ RECHTS   ○ LINKS   ○ STIRN   ○ MITTIG   ○ OHR   ○ SCHLÄFE   ○ HINTEN

BEGLEITSYMPTOME

○ ÜBELKEIT   ○ ERBRECHEN   ○ SCHWINDEL   ○ SCHWÄCHE

○ LICHTEMPFINDLICHKEIT   ○ LÄRMEMPFINDLICHKEIT   ○ APPETITLOSIGKEIT   ○ GERUCHSEMPFINDLICHKEIT

○ SPRACHSTÖRUNGEN   ○ SEHSTÖRUNGEN   ○ __________   ○ __________   ○ __________

AUSLÖSER

○ STRESS   ○ EMOTIONEN   ○ HORMONE   ○ ERNÄHRUNG

○ ERSCHÖPFUNG   ○ FLÜSSIGKEITSMANGEL   ○ WETTER   ○ ALKOHOL

○ __________   ○ __________   ○ __________   ○ __________   ○ __________

MEDIKAMENTE

MEDIKAMENT	DOSIS	EINNAHMEZEIT	WIRKUNG

NOTIZEN

<table>
<tr><td>DATUM</td><td></td><td>WOCHENTAG</td><td></td></tr>
<tr><td>DAUER</td><td></td><td>STÄRKE</td><td>○ LEICHT   ○ MITTEL   ○ STARK</td></tr>
</table>

POSITION
○ RECHTS   ○ LINKS   ○ STIRN   ○ MITTIG   ○ OHR   ○ SCHLÄFE   ○ HINTEN

BEGLEITSYMPTOME
○ ÜBELKEIT   ○ ERBRECHEN   ○ SCHWINDEL   ○ SCHWÄCHE
○ LICHTEMPFINDLICHKEIT   ○ LÄRMEMPFINDLICHKEIT   ○ APPETITLOSIGKEIT   ○ GERUCHSEMPFINDLICHKEIT
○ SPRACHSTÖRUNGEN   ○ SEHSTÖRUNGEN   ○ __________   ○ __________   ○ __________

AUSLÖSER
○ STRESS   ○ EMOTIONEN   ○ HORMONE   ○ ERNÄHRUNG
○ ERSCHÖPFUNG   ○ FLÜSSIGKEITSMANGEL   ○ WETTER   ○ ALKOHOL
○ __________   ○ __________   ○ __________   ○ __________   ○ __________

MEDIKAMENTE

MEDIKAMENT	DOSIS	EINNAHMEZEIT	WIRKUNG

NOTIZEN

DATUM

WOCHENTAG

DAUER

STÄRKE ○ LEICHT ○ MITTEL ○ STARK

POSITION ○ RECHTS ○ LINKS ○ STIRN ○ MITTIG ○ OHR ○ SCHLÄFE ○ HINTEN

BEGLEITSYMPTOME

○ ÜBELKEIT ○ ERBRECHEN ○ SCHWINDEL ○ SCHWÄCHE

○ LICHTEMPFINDLICHKEIT ○ LÄRMEMPFINDLICHKEIT ○ APPETITLOSIGKEIT ○ GERUCHSEMPFINDLICHKEIT

○ SPRACHSTÖRUNGEN ○ SEHSTÖRUNGEN ○ __________ ○ __________ ○ __________

AUSLÖSER

○ STRESS ○ EMOTIONEN ○ HORMONE ○ ERNÄHRUNG

○ ERSCHÖPFUNG ○ FLÜSSIGKEITSMANGEL ○ WETTER ○ ALKOHOL

○ __________ ○ __________ ○ __________ ○ __________ ○ __________

MEDIKAMENTE

MEDIKAMENT	DOSIS	EINNAHMEZEIT	WIRKUNG

NOTIZEN

DATUM

WOCHENTAG

DAUER

STÄRKE

○ LEICHT ○ MITTEL ○ STARK

POSITION

○ RECHTS ○ LINKS ○ STIRN ○ MITTIG ○ OHR ○ SCHLÄFE ○ HINTEN

BEGLEITSYMPTOME

○ ÜBELKEIT ○ ERBRECHEN ○ SCHWINDEL ○ SCHWÄCHE

○ LICHTEMPFINDLICHKEIT ○ LÄRMEMPFINDLICHKEIT ○ APPETITLOSIGKEIT ○ GERUCHSEMPFINDLICHKEIT

○ SPRACHSTÖRUNGEN ○ SEHSTÖRUNGEN ○ ____ ○ ____ ○ ____

AUSLÖSER

○ STRESS ○ EMOTIONEN ○ HORMONE ○ ERNÄHRUNG

○ ERSCHÖPFUNG ○ FLÜSSIGKEITSMANGEL ○ WETTER ○ ALKOHOL

○ ____ ○ ____ ○ ____ ○ ____ ○ ____

MEDIKAMENTE

MEDIKAMENT	DOSIS	EINNAHMEZEIT	WIRKUNG

NOTIZEN

MEDIKAMENT	DOSIS	EINNAHMEZEIT	WIRKUNG

MEDIKAMENTE

MEDIKAMENT	DOSIS	EINNAHMEZEIT	WIRKUNG

| DATUM | | WOCHENTAG | |

| DAUER | | STÄRKE | ○ LEICHT | ○ MITTEL | ○ STARK |

POSITION ○ RECHTS ○ LINKS ○ STIRN ○ MITTIG ○ OHR ○ SCHLÄFE ○ HINTEN

BEGLEITSYMPTOME

○ ÜBELKEIT ○ ERBRECHEN ○ SCHWINDEL ○ SCHWÄCHE

○ LICHTEMPFINDLICHKEIT ○ LÄRMEMPFINDLICHKEIT ○ APPETITLOSIGKEIT ○ GERUCHSEMPFINDLICHKEIT

○ SPRACHSTÖRUNGEN ○ SEHSTÖRUNGEN ○ __________ ○ __________ ○ __________

AUSLÖSER

○ STRESS ○ EMOTIONEN ○ HORMONE ○ ERNÄHRUNG

○ ERSCHÖPFUNG ○ FLÜSSIGKEITSMANGEL ○ WETTER ○ ALKOHOL

○ __________ ○ __________ ○ __________ ○ __________ ○ __________

MEDIKAMENTE

MEDIKAMENT	DOSIS	EINNAHMEZEIT	WIRKUNG

NOTIZEN

MEDIKAMENTE

MEDIKAMENT	DOSIS	EINNAHMEZEIT	WIRKUNG

DATUM

WOCHENTAG

DAUER

STÄRKE ○ LEICHT ○ MITTEL ○ STARK

POSITION ○ RECHTS ○ LINKS ○ STIRN ○ MITTIG ○ OHR ○ SCHLÄFE ○ HINTEN

BEGLEITSYMPTOME

○ ÜBELKEIT ○ ERBRECHEN ○ SCHWINDEL ○ SCHWÄCHE

○ LICHTEMPFINDLICHKEIT ○ LÄRMEMPFINDLICHKEIT ○ APPETITLOSIGKEIT ○ GERUCHSEMPFINDLICHKEIT

○ SPRACHSTÖRUNGEN ○ SEHSTÖRUNGEN ○ __________ ○ __________ ○ __________

AUSLÖSER

○ STRESS ○ EMOTIONEN ○ HORMONE ○ ERNÄHRUNG

○ ERSCHÖPFUNG ○ FLÜSSIGKEITSMANGEL ○ WETTER ○ ALKOHOL

○ __________ ○ __________ ○ __________ ○ __________ ○ __________

MEDIKAMENTE

MEDIKAMENT	DOSIS	EINNAHMEZEIT	WIRKUNG

NOTIZEN

| DATUM | | WOCHENTAG | |

| DAUER | | STÄRKE | LEICHT | MITTEL | STARK |

POSITION — RECHTS · LINKS · STIRN · MITTIG · OHR · SCHLÄFE · HINTEN

BEGLEITSYMPTOME

ÜBELKEIT · ERBRECHEN · SCHWINDEL · SCHWÄCHE

LICHTEMPFINDLICHKEIT · LÄRMEMPFINDLICHKEIT · APPETITLOSIGKEIT · GERUCHSEMPFINDLICHKEIT

SPRACHSTÖRUNGEN · SEHSTÖRUNGEN · ______ · ______ · ______

AUSLÖSER

STRESS · EMOTIONEN · HORMONE · ERNÄHRUNG

ERSCHÖPFUNG · FLÜSSIGKEITSMANGEL · WETTER · ALKOHOL

______ · ______ · ______ · ______

MEDIKAMENTE

MEDIKAMENT	DOSIS	EINNAHMEZEIT	WIRKUNG

NOTIZEN

| DATUM | | WOCHENTAG | |

| DAUER | | STÄRKE | ○ LEICHT | ○ MITTEL | ○ STARK |

POSITION
○ RECHTS ○ LINKS ○ STIRN ○ MITTIG ○ OHR ○ SCHLÄFE ○ HINTEN

BEGLEITSYMPTOME
○ ÜBELKEIT ○ ERBRECHEN ○ SCHWINDEL ○ SCHWÄCHE
○ LICHTEMPFINDLICHKEIT ○ LÄRMEMPFINDLICHKEIT ○ APPETITLOSIGKEIT ○ GERUCHSEMPFINDLICHKEIT
○ SPRACHSTÖRUNGEN ○ SEHSTÖRUNGEN ○ ______ ○ ______ ○ ______

AUSLÖSER
○ STRESS ○ EMOTIONEN ○ HORMONE ○ ERNÄHRUNG
○ ERSCHÖPFUNG ○ FLÜSSIGKEITSMANGEL ○ WETTER ○ ALKOHOL
○ ______ ○ ______ ○ ______ ○ ______ ○ ______

MEDIKAMENTE

MEDIKAMENT	DOSIS	EINNAHMEZEIT	WIRKUNG

NOTIZEN

<table>
<tr><td>DATUM</td><td></td><td>WOCHENTAG</td><td></td></tr>
</table>

DATUM

DAUER

WOCHENTAG

STÄRKE — ◯ LEICHT   ◯ MITTEL   ◯ STARK

POSITION — ◯ RECHTS   ◯ LINKS   ◯ STIRN   ◯ MITTIG   ◯ OHR   ◯ SCHLÄFE   ◯ HINTEN

BEGLEITSYMPTOME

◯ ÜBELKEIT   ◯ ERBRECHEN   ◯ SCHWINDEL   ◯ SCHWÄCHE

◯ LICHTEMPFINDLICHKEIT   ◯ LÄRMEMPFINDLICHKEIT   ◯ APPETITLOSIGKEIT   ◯ GERUCHSEMPFINDLICHKEIT

◯ SPRACHSTÖRUNGEN   ◯ SEHSTÖRUNGEN   ◯ ___________   ◯ ___________   ◯ ___________

AUSLÖSER

◯ STRESS   ◯ EMOTIONEN   ◯ HORMONE   ◯ ERNÄHRUNG

◯ ERSCHÖPFUNG   ◯ FLÜSSIGKEITSMANGEL   ◯ WETTER   ◯ ALKOHOL

◯ ___________   ◯ ___________   ◯ ___________   ◯ ___________   ◯ ___________

MEDIKAMENTE

MEDIKAMENT	DOSIS	EINNAHMEZEIT	WIRKUNG

NOTIZEN

DATUM		WOCHENTAG	

DAUER

STÄRKE ○ LEICHT ○ MITTEL ○ STARK

POSITION ○ RECHTS ○ LINKS ○ STIRN ○ MITTIG ○ OHR ○ SCHLÄFE ○ HINTEN

BEGLEITSYMPTOME

○ ÜBELKEIT ○ ERBRECHEN ○ SCHWINDEL ○ SCHWÄCHE

○ LICHTEMPFINDLICHKEIT ○ LÄRMEMPFINDLICHKEIT ○ APPETITLOSIGKEIT ○ GERUCHSEMPFINDLICHKEIT

○ SPRACHSTÖRUNGEN ○ SEHSTÖRUNGEN ○ _______ ○ _______ ○ _______

AUSLÖSER

○ STRESS ○ EMOTIONEN ○ HORMONE ○ ERNÄHRUNG

○ ERSCHÖPFUNG ○ FLÜSSIGKEITSMANGEL ○ WETTER ○ ALKOHOL

○ _______ ○ _______ ○ _______ ○ _______ ○ _______

MEDIKAMENTE

MEDIKAMENT	DOSIS	EINNAHMEZEIT	WIRKUNG

NOTIZEN

DAUER

STÄRKE ○ LEICHT ○ MITTEL ○ STARK

POSITION ○ RECHTS ○ LINKS ○ STIRN ○ MITTIG ○ OHR ○ SCHLÄFE ○ HINTEN

BEGLEITSYMPTOME

○ ÜBELKEIT ○ ERBRECHEN ○ SCHWINDEL ○ SCHWÄCHE

○ LICHTEMPFINDLICHKEIT ○ LÄRMEMPFINDLICHKEIT ○ APPETITLOSIGKEIT ○ GERUCHSEMPFINDLICHKEIT

○ SPRACHSTÖRUNGEN ○ SEHSTÖRUNGEN ○ ________ ○ ________ ○ ________

AUSLÖSER

○ STRESS ○ EMOTIONEN ○ HORMONE ○ ERNÄHRUNG

○ ERSCHÖPFUNG ○ FLÜSSIGKEITSMANGEL ○ WETTER ○ ALKOHOL

○ ________ ○ ________ ○ ________ ○ ________ ○ ________

MEDIKAMENTE

MEDIKAMENT	DOSIS	EINNAHMEZEIT	WIRKUNG

NOTIZEN

MEDIKAMENTE

MEDIKAMENT	DOSIS	EINNAHMEZEIT	WIRKUNG

MEDIKAMENTE

MEDIKAMENT	DOSIS	EINNAHMEZEIT	WIRKUNG

DAUER

STÄRKE
○ LEICHT ○ MITTEL ○ STARK

POSITION
○ RECHTS ○ LINKS ○ STIRN ○ MITTIG ○ OHR ○ SCHLÄFE ○ HINTEN

BEGLEITSYMPTOME

○ ÜBELKEIT ○ ERBRECHEN ○ SCHWINDEL ○ SCHWÄCHE

○ LICHTEMPFINDLICHKEIT ○ LÄRMEMPFINDLICHKEIT ○ APPETITLOSIGKEIT ○ GERUCHSEMPFINDLICHKEIT

○ SPRACHSTÖRUNGEN ○ SEHSTÖRUNGEN ○ _______ ○ _______ ○ _______

AUSLÖSER

○ STRESS ○ EMOTIONEN ○ HORMONE ○ ERNÄHRUNG

○ ERSCHÖPFUNG ○ FLÜSSIGKEITSMANGEL ○ WETTER ○ ALKOHOL

○ _______ ○ _______ ○ _______ ○ _______ ○ _______

MEDIKAMENTE

MEDIKAMENT	DOSIS	EINNAHMEZEIT	WIRKUNG

NOTIZEN

DATUM

WOCHENTAG

DAUER

STÄRKE
- ◯ LEICHT
- ◯ MITTEL
- ◯ STARK

POSITION
- ◯ RECHTS
- ◯ LINKS
- ◯ STIRN
- ◯ MITTIG
- ◯ OHR
- ◯ SCHLÄFE
- ◯ HINTEN

BEGLEITSYMPTOME
- ◯ ÜBELKEIT
- ◯ ERBRECHEN
- ◯ SCHWINDEL
- ◯ SCHWÄCHE
- ◯ LICHTEMPFINDLICHKEIT
- ◯ LÄRMEMPFINDLICHKEIT
- ◯ APPETITLOSIGKEIT
- ◯ GERUCHSEMPFINDLICHKEIT
- ◯ SPRACHSTÖRUNGEN
- ◯ SEHSTÖRUNGEN
- ◯ _______
- ◯ _______
- ◯ _______

AUSLÖSER
- ◯ STRESS
- ◯ EMOTIONEN
- ◯ HORMONE
- ◯ ERNÄHRUNG
- ◯ ERSCHÖPFUNG
- ◯ FLÜSSIGKEITSMANGEL
- ◯ WETTER
- ◯ ALKOHOL
- ◯ _______
- ◯ _______
- ◯ _______
- ◯ _______
- ◯ _______

MEDIKAMENTE

MEDIKAMENT	DOSIS	EINNAHMEZEIT	WIRKUNG

NOTIZEN

DATUM

WOCHENTAG

DAUER

STÄRKE
○ LEICHT   ○ MITTEL   ○ STARK

POSITION
○ RECHTS   ○ LINKS   ○ STIRN   ○ MITTIG   ○ OHR   ○ SCHLÄFE   ○ HINTEN

BEGLEITSYMPTOME
○ ÜBELKEIT   ○ ERBRECHEN   ○ SCHWINDEL   ○ SCHWÄCHE

○ LICHTEMPFINDLICHKEIT   ○ LÄRMEMPFINDLICHKEIT   ○ APPETITLOSIGKEIT   ○ GERUCHSEMPFINDLICHKEIT

○ SPRACHSTÖRUNGEN   ○ SEHSTÖRUNGEN   ○ _______   ○ _______   ○ _______

AUSLÖSER
○ STRESS   ○ EMOTIONEN   ○ HORMONE   ○ ERNÄHRUNG

○ ERSCHÖPFUNG   ○ FLÜSSIGKEITSMANGEL   ○ WETTER   ○ ALKOHOL

○ _______   ○ _______   ○ _______   ○ _______   ○ _______

MEDIKAMENTE

MEDIKAMENT	DOSIS	EINNAHMEZEIT	WIRKUNG

NOTIZEN

DATUM

WOCHENTAG

DAUER

STÄRKE ○ LEICHT ○ MITTEL ○ STARK

POSITION ○ RECHTS ○ LINKS ○ STIRN ○ MITTIG ○ OHR ○ SCHLÄFE ○ HINTEN

BEGLEITSYMPTOME

○ ÜBELKEIT ○ ERBRECHEN ○ SCHWINDEL ○ SCHWÄCHE

○ LICHTEMPFINDLICHKEIT ○ LÄRMEMPFINDLICHKEIT ○ APPETITLOSIGKEIT ○ GERUCHSEMPFINDLICHKEIT

○ SPRACHSTÖRUNGEN ○ SEHSTÖRUNGEN ○ _____ ○ _____ ○ _____

AUSLÖSER

○ STRESS ○ EMOTIONEN ○ HORMONE ○ ERNÄHRUNG

○ ERSCHÖPFUNG ○ FLÜSSIGKEITSMANGEL ○ WETTER ○ ALKOHOL

○ _____ ○ _____ ○ _____ ○ _____ ○ _____

MEDIKAMENTE

MEDIKAMENT	DOSIS	EINNAHMEZEIT	WIRKUNG

NOTIZEN

| DATUM | | WOCHENTAG | |

| DAUER | | STÄRKE | ○ LEICHT | ○ MITTEL | ○ STARK |

POSITION
○ RECHTS   ○ LINKS   ○ STIRN   ○ MITTIG   ○ OHR   ○ SCHLÄFE   ○ HINTEN

BEGLEITSYMPTOME

○ ÜBELKEIT   ○ ERBRECHEN   ○ SCHWINDEL   ○ SCHWÄCHE

○ LICHTEMPFINDLICHKEIT   ○ LÄRMEMPFINDLICHKEIT   ○ APPETITLOSIGKEIT   ○ GERUCHSEMPFINDLICHKEIT

○ SPRACHSTÖRUNGEN   ○ SEHSTÖRUNGEN   ○ _______   ○ _______   ○ _______

AUSLÖSER

○ STRESS   ○ EMOTIONEN   ○ HORMONE   ○ ERNÄHRUNG

○ ERSCHÖPFUNG   ○ FLÜSSIGKEITSMANGEL   ○ WETTER   ○ ALKOHOL

○ _______   ○ _______   ○ _______   ○ _______   ○ _______

MEDIKAMENTE

MEDIKAMENT	DOSIS	EINNAHMEZEIT	WIRKUNG

NOTIZEN

MEDIKAMENTE			
MEDIKAMENT	DOSIS	EINNAHMEZEIT	WIRKUNG

MEDIKAMENTE

MEDIKAMENT	DOSIS	EINNAHMEZEIT	WIRKUNG

<table>
<tr><td>DATUM</td><td></td><td>WOCHENTAG</td><td></td></tr>
</table>

DATUM

DAUER

WOCHENTAG

STÄRKE ○ LEICHT ○ MITTEL ○ STARK

POSITION ○ RECHTS ○ LINKS ○ STIRN ○ MITTIG ○ OHR ○ SCHLÄFE ○ HINTEN

BEGLEITSYMPTOME

○ ÜBELKEIT ○ ERBRECHEN ○ SCHWINDEL ○ SCHWÄCHE

○ LICHTEMPFINDLICHKEIT ○ LÄRMEMPFINDLICHKEIT ○ APPETITLOSIGKEIT ○ GERUCHSEMPFINDLICHKEIT

○ SPRACHSTÖRUNGEN ○ SEHSTÖRUNGEN ○ ______ ○ ______ ○ ______

AUSLÖSER

○ STRESS ○ EMOTIONEN ○ HORMONE ○ ERNÄHRUNG

○ ERSCHÖPFUNG ○ FLÜSSIGKEITSMANGEL ○ WETTER ○ ALKOHOL

○ ______ ○ ______ ○ ______ ○ ______ ○ ______

MEDIKAMENTE

MEDIKAMENT	DOSIS	EINNAHMEZEIT	WIRKUNG

NOTIZEN

MEDIKAMENTE

MEDIKAMENT	DOSIS	EINNAHMEZEIT	WIRKUNG

DATUM

WOCHENTAG

DAUER

STÄRKE
○ LEICHT   ○ MITTEL   ○ STARK

POSITION
○ RECHTS   ○ LINKS   ○ STIRN   ○ MITTIG   ○ OHR   ○ SCHLÄFE   ○ HINTEN

BEGLEITSYMPTOME
○ ÜBELKEIT   ○ ERBRECHEN   ○ SCHWINDEL   ○ SCHWÄCHE
○ LICHTEMPFINDLICHKEIT   ○ LÄRMEMPFINDLICHKEIT   ○ APPETITLOSIGKEIT   ○ GERUCHSEMPFINDLICHKEIT
○ SPRACHSTÖRUNGEN   ○ SEHSTÖRUNGEN   ○ __________   ○ __________   ○ __________

AUSLÖSER
○ STRESS   ○ EMOTIONEN   ○ HORMONE   ○ ERNÄHRUNG
○ ERSCHÖPFUNG   ○ FLÜSSIGKEITSMANGEL   ○ WETTER   ○ ALKOHOL
○ __________   ○ __________   ○ __________   ○ __________   ○ __________

MEDIKAMENTE

MEDIKAMENT	DOSIS	EINNAHMEZEIT	WIRKUNG

NOTIZEN

| DATUM | | WOCHENTAG | |
| DAUER | | STÄRKE | ○ LEICHT ○ MITTEL ○ STARK |

POSITION
○ RECHTS ○ LINKS ○ STIRN ○ MITTIG ○ OHR ○ SCHLÄFE ○ HINTEN

BEGLEITSYMPTOME

○ ÜBELKEIT ○ ERBRECHEN ○ SCHWINDEL ○ SCHWÄCHE

○ LICHTEMPFINDLICHKEIT ○ LÄRMEMPFINDLICHKEIT ○ APPETITLOSIGKEIT ○ GERUCHSEMPFINDLICHKEIT

○ SPRACHSTÖRUNGEN ○ SEHSTÖRUNGEN ○ _______ ○ _______ ○ _______

AUSLÖSER

○ STRESS ○ EMOTIONEN ○ HORMONE ○ ERNÄHRUNG

○ ERSCHÖPFUNG ○ FLÜSSIGKEITSMANGEL ○ WETTER ○ ALKOHOL

○ _______ ○ _______ ○ _______ ○ _______ ○ _______

MEDIKAMENTE

MEDIKAMENT	DOSIS	EINNAHMEZEIT	WIRKUNG

NOTIZEN

| DATUM | | WOCHENTAG | |

DAUER

STÄRKE ○ LEICHT ○ MITTEL ○ STARK

POSITION ○ RECHTS ○ LINKS ○ STIRN ○ MITTIG ○ OHR ○ SCHLÄFE ○ HINTEN

BEGLEITSYMPTOME

○ ÜBELKEIT ○ ERBRECHEN ○ SCHWINDEL ○ SCHWÄCHE

○ LICHTEMPFINDLICHKEIT ○ LÄRMEMPFINDLICHKEIT ○ APPETITLOSIGKEIT ○ GERUCHSEMPFINDLICHKEIT

○ SPRACHSTÖRUNGEN ○ SEHSTÖRUNGEN ○ _______ ○ _______ ○ _______

AUSLÖSER

○ STRESS ○ EMOTIONEN ○ HORMONE ○ ERNÄHRUNG

○ ERSCHÖPFUNG ○ FLÜSSIGKEITSMANGEL ○ WETTER ○ ALKOHOL

○ _______ ○ _______ ○ _______ ○ _______ ○ _______

MEDIKAMENTE

MEDIKAMENT	DOSIS	EINNAHMEZEIT	WIRKUNG

NOTIZEN

| DATUM | | WOCHENTAG | |

| DAUER | | STÄRKE | ○ LEICHT | ○ MITTEL | ○ STARK |

POSITION ○ RECHTS ○ LINKS ○ STIRN ○ MITTIG ○ OHR ○ SCHLÄFE ○ HINTEN

BEGLEITSYMPTOME

○ ÜBELKEIT ○ ERBRECHEN ○ SCHWINDEL ○ SCHWÄCHE

○ LICHTEMPFINDLICHKEIT ○ LÄRMEMPFINDLICHKEIT ○ APPETITLOSIGKEIT ○ GERUCHSEMPFINDLICHKEIT

○ SPRACHSTÖRUNGEN ○ SEHSTÖRUNGEN ○ _______ ○ _______ ○ _______

AUSLÖSER

○ STRESS ○ EMOTIONEN ○ HORMONE ○ ERNÄHRUNG

○ ERSCHÖPFUNG ○ FLÜSSIGKEITSMANGEL ○ WETTER ○ ALKOHOL

○ _______ ○ _______ ○ _______ ○ _______ ○ _______

MEDIKAMENTE

MEDIKAMENT	DOSIS	EINNAHMEZEIT	WIRKUNG

NOTIZEN

| DATUM | | WOCHENTAG | |

| DAUER | | STÄRKE | ○ LEICHT | ○ MITTEL | ○ STARK |

POSITION
○ RECHTS ○ LINKS ○ STIRN ○ MITTIG ○ OHR ○ SCHLÄFE ○ HINTEN

BEGLEITSYMPTOME
○ ÜBELKEIT ○ ERBRECHEN ○ SCHWINDEL ○ SCHWÄCHE
○ LICHTEMPFINDLICHKEIT ○ LÄRMEMPFINDLICHKEIT ○ APPETITLOSIGKEIT ○ GERUCHSEMPFINDLICHKEIT
○ SPRACHSTÖRUNGEN ○ SEHSTÖRUNGEN ○ _______ ○ _______ ○ _______

AUSLÖSER
○ STRESS ○ EMOTIONEN ○ HORMONE ○ ERNÄHRUNG
○ ERSCHÖPFUNG ○ FLÜSSIGKEITSMANGEL ○ WETTER ○ ALKOHOL
○ _______ ○ _______ ○ _______ ○ _______ ○ _______

MEDIKAMENTE

MEDIKAMENT	DOSIS	EINNAHMEZEIT	WIRKUNG

NOTIZEN

DATUM

WOCHENTAG

DAUER

STÄRKE ◯ LEICHT ◯ MITTEL ◯ STARK

POSITION ◯ RECHTS ◯ LINKS ◯ STIRN ◯ MITTIG ◯ OHR ◯ SCHLÄFE ◯ HINTEN

BEGLEITSYMPTOME

◯ ÜBELKEIT ◯ ERBRECHEN ◯ SCHWINDEL ◯ SCHWÄCHE

◯ LICHTEMPFINDLICHKEIT ◯ LÄRMEMPFINDLICHKEIT ◯ APPETITLOSIGKEIT ◯ GERUCHSEMPFINDLICHKEIT

◯ SPRACHSTÖRUNGEN ◯ SEHSTÖRUNGEN ◯ _________ ◯ _________ ◯ _________

AUSLÖSER

◯ STRESS ◯ EMOTIONEN ◯ HORMONE ◯ ERNÄHRUNG

◯ ERSCHÖPFUNG ◯ FLÜSSIGKEITSMANGEL ◯ WETTER ◯ ALKOHOL

◯ _________ ◯ _________ ◯ _________ ◯ _________ ◯ _________

MEDIKAMENTE

MEDIKAMENT	DOSIS	EINNAHMEZEIT	WIRKUNG

NOTIZEN

MEDIKAMENTE			
MEDIKAMENT	DOSIS	EINNAHMEZEIT	WIRKUNG

MEDIKAMENTE

MEDIKAMENT	DOSIS	EINNAHMEZEIT	WIRKUNG

DATUM

WOCHENTAG

DAUER

STÄRKE ○ LEICHT ○ MITTEL ○ STARK

POSITION ○ RECHTS ○ LINKS ○ STIRN ○ MITTIG ○ OHR ○ SCHLÄFE ○ HINTEN

BEGLEITSYMPTOME

○ ÜBELKEIT ○ ERBRECHEN ○ SCHWINDEL ○ SCHWÄCHE

○ LICHTEMPFINDLICHKEIT ○ LÄRMEMPFINDLICHKEIT ○ APPETITLOSIGKEIT ○ GERUCHSEMPFINDLICHKEIT

○ SPRACHSTÖRUNGEN ○ SEHSTÖRUNGEN ○ _________ ○ _________ ○ _________

AUSLÖSER

○ STRESS ○ EMOTIONEN ○ HORMONE ○ ERNÄHRUNG

○ ERSCHÖPFUNG ○ FLÜSSIGKEITSMANGEL ○ WETTER ○ ALKOHOL

○ _________ ○ _________ ○ _________ ○ _________ ○ _________

MEDIKAMENTE

MEDIKAMENT	DOSIS	EINNAHMEZEIT	WIRKUNG

NOTIZEN

DATUM

WOCHENTAG

DAUER

STÄRKE
○ LEICHT   ○ MITTEL   ○ STARK

POSITION
○ RECHTS   ○ LINKS   ○ STIRN   ○ MITTIG   ○ OHR   ○ SCHLÄFE   ○ HINTEN

BEGLEITSYMPTOME
○ ÜBELKEIT   ○ ERBRECHEN   ○ SCHWINDEL   ○ SCHWÄCHE

○ LICHTEMPFINDLICHKEIT   ○ LÄRMEMPFINDLICHKEIT   ○ APPETITLOSIGKEIT   ○ GERUCHSEMPFINDLICHKEIT

○ SPRACHSTÖRUNGEN   ○ SEHSTÖRUNGEN   ○ ___________   ○ ___________   ○ ___________

AUSLÖSER
○ STRESS   ○ EMOTIONEN   ○ HORMONE   ○ ERNÄHRUNG

○ ERSCHÖPFUNG   ○ FLÜSSIGKEITSMANGEL   ○ WETTER   ○ ALKOHOL

○ ___________   ○ ___________   ○ ___________   ○ ___________   ○ ___________

MEDIKAMENTE

MEDIKAMENT	DOSIS	EINNAHMEZEIT	WIRKUNG

NOTIZEN

<table>
<tr><td>DATUM</td><td></td><td>WOCHENTAG</td><td></td></tr>
</table>

DATUM

DAUER

WOCHENTAG

STÄRKE ○ LEICHT   ○ MITTEL   ○ STARK

POSITION ○ RECHTS   ○ LINKS   ○ STIRN   ○ MITTIG   ○ OHR   ○ SCHLÄFE   ○ HINTEN

BEGLEITSYMPTOME

○ ÜBELKEIT   ○ ERBRECHEN   ○ SCHWINDEL   ○ SCHWÄCHE

○ LICHTEMPFINDLICHKEIT   ○ LÄRMEMPFINDLICHKEIT   ○ APPETITLOSIGKEIT   ○ GERUCHSEMPFINDLICHKEIT

○ SPRACHSTÖRUNGEN   ○ SEHSTÖRUNGEN   ○ __________   ○ __________   ○ __________

AUSLÖSER

○ STRESS   ○ EMOTIONEN   ○ HORMONE   ○ ERNÄHRUNG

○ ERSCHÖPFUNG   ○ FLÜSSIGKEITSMANGEL   ○ WETTER   ○ ALKOHOL

○ __________   ○ __________   ○ __________   ○ __________   ○ __________

MEDIKAMENTE

MEDIKAMENT	DOSIS	EINNAHMEZEIT	WIRKUNG

NOTIZEN

<table>
<tr><td>DATUM</td><td></td><td>WOCHENTAG</td><td></td></tr>
</table>

DATUM

WOCHENTAG

DAUER

STÄRKE ○ LEICHT ○ MITTEL ○ STARK

POSITION ○ RECHTS ○ LINKS ○ STIRN ○ MITTIG ○ OHR ○ SCHLÄFE ○ HINTEN

BEGLEITSYMPTOME

○ ÜBELKEIT ○ ERBRECHEN ○ SCHWINDEL ○ SCHWÄCHE

○ LICHTEMPFINDLICHKEIT ○ LÄRMEMPFINDLICHKEIT ○ APPETITLOSIGKEIT ○ GERUCHSEMPFINDLICHKEIT

○ SPRACHSTÖRUNGEN ○ SEHSTÖRUNGEN ○ _______ ○ _______ ○ _______

AUSLÖSER

○ STRESS ○ EMOTIONEN ○ HORMONE ○ ERNÄHRUNG

○ ERSCHÖPFUNG ○ FLÜSSIGKEITSMANGEL ○ WETTER ○ ALKOHOL

○ _______ ○ _______ ○ _______ ○ _______ ○ _______

MEDIKAMENTE

MEDIKAMENT	DOSIS	EINNAHMEZEIT	WIRKUNG

NOTIZEN

| DATUM | | WOCHENTAG | |

DAUER

STÄRKE ○ LEICHT ○ MITTEL ○ STARK

POSITION ○ RECHTS ○ LINKS ○ STIRN ○ MITTIG ○ OHR ○ SCHLÄFE ○ HINTEN

BEGLEITSYMPTOME

○ ÜBELKEIT ○ ERBRECHEN ○ SCHWINDEL ○ SCHWÄCHE

○ LICHTEMPFINDLICHKEIT ○ LÄRMEMPFINDLICHKEIT ○ APPETITLOSIGKEIT ○ GERUCHSEMPFINDLICHKEIT

○ SPRACHSTÖRUNGEN ○ SEHSTÖRUNGEN ○ _________ ○ _________ ○ _________

AUSLÖSER

○ STRESS ○ EMOTIONEN ○ HORMONE ○ ERNÄHRUNG

○ ERSCHÖPFUNG ○ FLÜSSIGKEITSMANGEL ○ WETTER ○ ALKOHOL

○ _________ ○ _________ ○ _________ ○ _________ ○ _________

MEDIKAMENTE

MEDIKAMENT	DOSIS	EINNAHMEZEIT	WIRKUNG

NOTIZEN

MEDIKAMENT	DOSIS	EINNAHMEZEIT	WIRKUNG

| DATUM | | WOCHENTAG | |

| DAUER | | STÄRKE | ○ LEICHT | ○ MITTEL | ○ STARK |

POSITION ○ RECHTS ○ LINKS ○ STIRN ○ MITTIG ○ OHR ○ SCHLÄFE ○ HINTEN

BEGLEITSYMPTOME

○ ÜBELKEIT ○ ERBRECHEN ○ SCHWINDEL ○ SCHWÄCHE

○ LICHTEMPFINDLICHKEIT ○ LÄRMEMPFINDLICHKEIT ○ APPETITLOSIGKEIT ○ GERUCHSEMPFINDLICHKEIT

○ SPRACHSTÖRUNGEN ○ SEHSTÖRUNGEN ○ _______ ○ _______ ○ _______

AUSLÖSER

○ STRESS ○ EMOTIONEN ○ HORMONE ○ ERNÄHRUNG

○ ERSCHÖPFUNG ○ FLÜSSIGKEITSMANGEL ○ WETTER ○ ALKOHOL

○ _______ ○ _______ ○ _______ ○ _______ ○ _______

MEDIKAMENTE

MEDIKAMENT	DOSIS	EINNAHMEZEIT	WIRKUNG

NOTIZEN

<table>
<tr><td>**DATUM**</td><td></td><td>**WOCHENTAG**</td><td></td></tr>
<tr><td>**DAUER**</td><td></td><td>**STÄRKE**</td><td>○ LEICHT   ○ MITTEL   ○ STARK</td></tr>
</table>

POSITION ○ RECHTS ○ LINKS ○ STIRN ○ MITTIG ○ OHR ○ SCHLÄFE ○ HINTEN

BEGLEITSYMPTOME

○ ÜBELKEIT ○ ERBRECHEN ○ SCHWINDEL ○ SCHWÄCHE

○ LICHTEMPFINDLICHKEIT ○ LÄRMEMPFINDLICHKEIT ○ APPETITLOSIGKEIT ○ GERUCHSEMPFINDLICHKEIT

○ SPRACHSTÖRUNGEN ○ SEHSTÖRUNGEN ○ _______ ○ _______ ○ _______

AUSLÖSER

○ STRESS ○ EMOTIONEN ○ HORMONE ○ ERNÄHRUNG

○ ERSCHÖPFUNG ○ FLÜSSIGKEITSMANGEL ○ WETTER ○ ALKOHOL

○ _______ ○ _______ ○ _______ ○ _______ ○ _______

MEDIKAMENTE

MEDIKAMENT	DOSIS	EINNAHMEZEIT	WIRKUNG

NOTIZEN

<table>
<tr><td>DATUM</td><td></td><td>WOCHENTAG</td><td></td></tr>
</table>

DATUM

WOCHENTAG

DAUER

STÄRKE ○ LEICHT ○ MITTEL ○ STARK

POSITION ○ RECHTS ○ LINKS ○ STIRN ○ MITTIG ○ OHR ○ SCHLÄFE ○ HINTEN

BEGLEITSYMPTOME

○ ÜBELKEIT ○ ERBRECHEN ○ SCHWINDEL ○ SCHWÄCHE

○ LICHTEMPFINDLICHKEIT ○ LÄRMEMPFINDLICHKEIT ○ APPETITLOSIGKEIT ○ GERUCHSEMPFINDLICHKEIT

○ SPRACHSTÖRUNGEN ○ SEHSTÖRUNGEN ○ ____________ ○ ____________ ○ ____________

AUSLÖSER

○ STRESS ○ EMOTIONEN ○ HORMONE ○ ERNÄHRUNG

○ ERSCHÖPFUNG ○ FLÜSSIGKEITSMANGEL ○ WETTER ○ ALKOHOL

○ ____________ ○ ____________ ○ ____________ ○ ____________ ○ ____________

MEDIKAMENTE

MEDIKAMENT	DOSIS	EINNAHMEZEIT	WIRKUNG

NOTIZEN

| DATUM | | WOCHENTAG | |
| DAUER | | STÄRKE | ○ LEICHT ○ MITTEL ○ STARK |

POSITION ○ RECHTS ○ LINKS ○ STIRN ○ MITTIG ○ OHR ○ SCHLÄFE ○ HINTEN

BEGLEITSYMPTOME

○ ÜBELKEIT ○ ERBRECHEN ○ SCHWINDEL ○ SCHWÄCHE

○ LICHTEMPFINDLICHKEIT ○ LÄRMEMPFINDLICHKEIT ○ APPETITLOSIGKEIT ○ GERUCHSEMPFINDLICHKEIT

○ SPRACHSTÖRUNGEN ○ SEHSTÖRUNGEN ○ ______ ○ ______ ○ ______

AUSLÖSER

○ STRESS ○ EMOTIONEN ○ HORMONE ○ ERNÄHRUNG

○ ERSCHÖPFUNG ○ FLÜSSIGKEITSMANGEL ○ WETTER ○ ALKOHOL

○ ______ ○ ______ ○ ______ ○ ______ ○ ______

MEDIKAMENTE

MEDIKAMENT	DOSIS	EINNAHMEZEIT	WIRKUNG

NOTIZEN

| DATUM | | WOCHENTAG | |
| DAUER | | STÄRKE | ○ LEICHT ○ MITTEL ○ STARK |

POSITION ○ RECHTS ○ LINKS ○ STIRN ○ MITTIG ○ OHR ○ SCHLÄFE ○ HINTEN

BEGLEITSYMPTOME

○ ÜBELKEIT ○ ERBRECHEN ○ SCHWINDEL ○ SCHWÄCHE

○ LICHTEMPFINDLICHKEIT ○ LÄRMEMPFINDLICHKEIT ○ APPETITLOSIGKEIT ○ GERUCHSEMPFINDLICHKEIT

○ SPRACHSTÖRUNGEN ○ SEHSTÖRUNGEN ○ _______ ○ _______ ○ _______

AUSLÖSER

○ STRESS ○ EMOTIONEN ○ HORMONE ○ ERNÄHRUNG

○ ERSCHÖPFUNG ○ FLÜSSIGKEITSMANGEL ○ WETTER ○ ALKOHOL

○ _______ ○ _______ ○ _______ ○ _______ ○ _______

MEDIKAMENTE

MEDIKAMENT	DOSIS	EINNAHMEZEIT	WIRKUNG

NOTIZEN

<table>
<tr><td>DATUM</td><td></td><td>WOCHENTAG</td><td></td></tr>
<tr><td>DAUER</td><td></td><td>STÄRKE</td><td>◯ LEICHT ◯ MITTEL ◯ STARK</td></tr>
</table>

POSITION ◯ RECHTS ◯ LINKS ◯ STIRN ◯ MITTIG ◯ OHR ◯ SCHLÄFE ◯ HINTEN

BEGLEITSYMPTOME

◯ ÜBELKEIT ◯ ERBRECHEN ◯ SCHWINDEL ◯ SCHWÄCHE

◯ LICHTEMPFINDLICHKEIT ◯ LÄRMEMPFINDLICHKEIT ◯ APPETITLOSIGKEIT ◯ GERUCHSEMPFINDLICHKEIT

◯ SPRACHSTÖRUNGEN ◯ SEHSTÖRUNGEN ◯ ______ ◯ ______ ◯ ______

AUSLÖSER

◯ STRESS ◯ EMOTIONEN ◯ HORMONE ◯ ERNÄHRUNG

◯ ERSCHÖPFUNG ◯ FLÜSSIGKEITSMANGEL ◯ WETTER ◯ ALKOHOL

◯ ______ ◯ ______ ◯ ______ ◯ ______ ◯ ______

MEDIKAMENTE

MEDIKAMENT	DOSIS	EINNAHMEZEIT	WIRKUNG

NOTIZEN

DATUM

WOCHENTAG

DAUER

STÄRKE

- ○ LEICHT
- ○ MITTEL
- ○ STARK

POSITION

- ○ RECHTS
- ○ LINKS
- ○ STIRN
- ○ MITTIG
- ○ OHR
- ○ SCHLÄFE
- ○ HINTEN

BEGLEITSYMPTOME

- ○ ÜBELKEIT
- ○ ERBRECHEN
- ○ SCHWINDEL
- ○ SCHWÄCHE
- ○ LICHTEMPFINDLICHKEIT
- ○ LÄRMEMPFINDLICHKEIT
- ○ APPETITLOSIGKEIT
- ○ GERUCHSEMPFINDLICHKEIT
- ○ SPRACHSTÖRUNGEN
- ○ SEHSTÖRUNGEN
- ○ _____________
- ○ _____________
- ○ _____________

AUSLÖSER

- ○ STRESS
- ○ EMOTIONEN
- ○ HORMONE
- ○ ERNÄHRUNG
- ○ ERSCHÖPFUNG
- ○ FLÜSSIGKEITSMANGEL
- ○ WETTER
- ○ ALKOHOL
- ○ _____________
- ○ _____________
- ○ _____________
- ○ _____________
- ○ _____________

MEDIKAMENTE

MEDIKAMENT	DOSIS	EINNAHMEZEIT	WIRKUNG

NOTIZEN

<table>
<tr><td>DATUM</td><td></td><td>WOCHENTAG</td><td></td></tr>
</table>

DATUM

WOCHENTAG

DAUER

STÄRKE ○ LEICHT ○ MITTEL ○ STARK

POSITION ○ RECHTS ○ LINKS ○ STIRN ○ MITTIG ○ OHR ○ SCHLÄFE ○ HINTEN

BEGLEITSYMPTOME

○ ÜBELKEIT ○ ERBRECHEN ○ SCHWINDEL ○ SCHWÄCHE

○ LICHTEMPFINDLICHKEIT ○ LÄRMEMPFINDLICHKEIT ○ APPETITLOSIGKEIT ○ GERUCHSEMPFINDLICHKEIT

○ SPRACHSTÖRUNGEN ○ SEHSTÖRUNGEN ○ __________ ○ __________ ○ __________

AUSLÖSER

○ STRESS ○ EMOTIONEN ○ HORMONE ○ ERNÄHRUNG

○ ERSCHÖPFUNG ○ FLÜSSIGKEITSMANGEL ○ WETTER ○ ALKOHOL

○ __________ ○ __________ ○ __________ ○ __________ ○ __________

MEDIKAMENTE

MEDIKAMENT	DOSIS	EINNAHMEZEIT	WIRKUNG

NOTIZEN

<table>
<tr><td>**DATUM**</td><td></td><td colspan="2">**WOCHENTAG**</td><td></td></tr>
</table>

DATUM

WOCHENTAG

DAUER

STÄRKE ○ LEICHT ○ MITTEL ○ STARK

POSITION ○ RECHTS ○ LINKS ○ STIRN ○ MITTIG ○ OHR ○ SCHLÄFE ○ HINTEN

BEGLEITSYMPTOME

○ ÜBELKEIT ○ ERBRECHEN ○ SCHWINDEL ○ SCHWÄCHE

○ LICHTEMPFINDLICHKEIT ○ LÄRMEMPFINDLICHKEIT ○ APPETITLOSIGKEIT ○ GERUCHSEMPFINDLICHKEIT

○ SPRACHSTÖRUNGEN ○ SEHSTÖRUNGEN ○ _________ ○ _________ ○ _________

AUSLÖSER

○ STRESS ○ EMOTIONEN ○ HORMONE ○ ERNÄHRUNG

○ ERSCHÖPFUNG ○ FLÜSSIGKEITSMANGEL ○ WETTER ○ ALKOHOL

○ _________ ○ _________ ○ _________ ○ _________ ○ _________

MEDIKAMENTE

MEDIKAMENT	DOSIS	EINNAHMEZEIT	WIRKUNG

NOTIZEN

<table>
<tr><td>DATUM</td><td></td><td>WOCHENTAG</td><td></td></tr>
</table>

<table>
<tr><td>DAUER</td><td></td><td>STÄRKE</td><td>◯ LEICHT</td><td>◯ MITTEL</td><td>◯ STARK</td></tr>
</table>

POSITION

◯ RECHTS ◯ LINKS ◯ STIRN ◯ MITTIG ◯ OHR ◯ SCHLÄFE ◯ HINTEN

BEGLEITSYMPTOME

◯ ÜBELKEIT ◯ ERBRECHEN ◯ SCHWINDEL ◯ SCHWÄCHE

◯ LICHTEMPFINDLICHKEIT ◯ LÄRMEMPFINDLICHKEIT ◯ APPETITLOSIGKEIT ◯ GERUCHSEMPFINDLICHKEIT

◯ SPRACHSTÖRUNGEN ◯ SEHSTÖRUNGEN ◯ _______ ◯ _______ ◯ _______

AUSLÖSER

◯ STRESS ◯ EMOTIONEN ◯ HORMONE ◯ ERNÄHRUNG

◯ ERSCHÖPFUNG ◯ FLÜSSIGKEITSMANGEL ◯ WETTER ◯ ALKOHOL

◯ _______ ◯ _______ ◯ _______ ◯ _______ ◯ _______

MEDIKAMENTE

MEDIKAMENT	DOSIS	EINNAHMEZEIT	WIRKUNG

NOTIZEN

MEDIKAMENTE

MEDIKAMENT	DOSIS	EINNAHMEZEIT	WIRKUNG

| DATUM | | WOCHENTAG | |

| DAUER | | STÄRKE | ○ LEICHT ○ MITTEL ○ STARK |

POSITION ○ RECHTS ○ LINKS ○ STIRN ○ MITTIG ○ OHR ○ SCHLÄFE ○ HINTEN

BEGLEITSYMPTOME

○ ÜBELKEIT ○ ERBRECHEN ○ SCHWINDEL ○ SCHWÄCHE

○ LICHTEMPFINDLICHKEIT ○ LÄRMEMPFINDLICHKEIT ○ APPETITLOSIGKEIT ○ GERUCHSEMPFINDLICHKEIT

○ SPRACHSTÖRUNGEN ○ SEHSTÖRUNGEN ○ _________ ○ _________ ○ _________

AUSLÖSER

○ STRESS ○ EMOTIONEN ○ HORMONE ○ ERNÄHRUNG

○ ERSCHÖPFUNG ○ FLÜSSIGKEITSMANGEL ○ WETTER ○ ALKOHOL

○ _________ ○ _________ ○ _________ ○ _________ ○ _________

MEDIKAMENTE

MEDIKAMENT	DOSIS	EINNAHMEZEIT	WIRKUNG

NOTIZEN

DATUM

WOCHENTAG

DAUER

STÄRKE

- ○ LEICHT
- ○ MITTEL
- ○ STARK

POSITION

- ○ RECHTS
- ○ LINKS
- ○ STIRN
- ○ MITTIG
- ○ OHR
- ○ SCHLÄFE
- ○ HINTEN

BEGLEITSYMPTOME

- ○ ÜBELKEIT
- ○ ERBRECHEN
- ○ SCHWINDEL
- ○ SCHWÄCHE
- ○ LICHTEMPFINDLICHKEIT
- ○ LÄRMEMPFINDLICHKEIT
- ○ APPETITLOSIGKEIT
- ○ GERUCHSEMPFINDLICHKEIT
- ○ SPRACHSTÖRUNGEN
- ○ SEHSTÖRUNGEN
- ○ ______________
- ○ ______________
- ○ ______________

AUSLÖSER

- ○ STRESS
- ○ EMOTIONEN
- ○ HORMONE
- ○ ERNÄHRUNG
- ○ ERSCHÖPFUNG
- ○ FLÜSSIGKEITSMANGEL
- ○ WETTER
- ○ ALKOHOL
- ○ ______________
- ○ ______________
- ○ ______________
- ○ ______________
- ○ ______________

MEDIKAMENTE

MEDIKAMENT	DOSIS	EINNAHMEZEIT	WIRKUNG

NOTIZEN

<table>
<tr><td>DATUM</td><td></td><td>WOCHENTAG</td><td></td></tr>
</table>

DATUM

DAUER

WOCHENTAG

STÄRKE   ○ LEICHT   ○ MITTEL   ○ STARK

POSITION   ○ RECHTS   ○ LINKS   ○ STIRN   ○ MITTIG   ○ OHR   ○ SCHLÄFE   ○ HINTEN

BEGLEITSYMPTOME

○ ÜBELKEIT   ○ ERBRECHEN   ○ SCHWINDEL   ○ SCHWÄCHE

○ LICHTEMPFINDLICHKEIT   ○ LÄRMEMPFINDLICHKEIT   ○ APPETITLOSIGKEIT   ○ GERUCHSEMPFINDLICHKEIT

○ SPRACHSTÖRUNGEN   ○ SEHSTÖRUNGEN   ○ _______   ○ _______   ○ _______

AUSLÖSER

○ STRESS   ○ EMOTIONEN   ○ HORMONE   ○ ERNÄHRUNG

○ ERSCHÖPFUNG   ○ FLÜSSIGKEITSMANGEL   ○ WETTER   ○ ALKOHOL

○ _______   ○ _______   ○ _______   ○ _______   ○ _______

MEDIKAMENTE

MEDIKAMENT	DOSIS	EINNAHMEZEIT	WIRKUNG

NOTIZEN

<table>
<tr><td>DATUM</td><td></td><td>WOCHENTAG</td><td></td></tr>
</table>

DATUM

WOCHENTAG

DAUER

STÄRKE ○ LEICHT ○ MITTEL ○ STARK

POSITION ○ RECHTS ○ LINKS ○ STIRN ○ MITTIG ○ OHR ○ SCHLÄFE ○ HINTEN

BEGLEITSYMPTOME

○ ÜBELKEIT ○ ERBRECHEN ○ SCHWINDEL ○ SCHWÄCHE

○ LICHTEMPFINDLICHKEIT ○ LÄRMEMPFINDLICHKEIT ○ APPETITLOSIGKEIT ○ GERUCHSEMPFINDLICHKEIT

○ SPRACHSTÖRUNGEN ○ SEHSTÖRUNGEN ○ _________ ○ _________ ○ _________

AUSLÖSER

○ STRESS ○ EMOTIONEN ○ HORMONE ○ ERNÄHRUNG

○ ERSCHÖPFUNG ○ FLÜSSIGKEITSMANGEL ○ WETTER ○ ALKOHOL

○ _________ ○ _________ ○ _________ ○ _________ ○ _________

MEDIKAMENTE

MEDIKAMENT	DOSIS	EINNAHMEZEIT	WIRKUNG

NOTIZEN

WOCHENTAG

DAUER

STÄRKE ○ LEICHT ○ MITTEL ○ STARK

POSITION ○ RECHTS ○ LINKS ○ STIRN ○ MITTIG ○ OHR ○ SCHLÄFE ○ HINTEN

BEGLEITSYMPTOME

○ ÜBELKEIT ○ ERBRECHEN ○ SCHWINDEL ○ SCHWÄCHE

○ LICHTEMPFINDLICHKEIT ○ LÄRMEMPFINDLICHKEIT ○ APPETITLOSIGKEIT ○ GERUCHSEMPFINDLICHKEIT

○ SPRACHSTÖRUNGEN ○ SEHSTÖRUNGEN ○ _______ ○ _______ ○ _______

AUSLÖSER

○ STRESS ○ EMOTIONEN ○ HORMONE ○ ERNÄHRUNG

○ ERSCHÖPFUNG ○ FLÜSSIGKEITSMANGEL ○ WETTER ○ ALKOHOL

○ _______ ○ _______ ○ _______ ○ _______ ○ _______

MEDIKAMENTE

MEDIKAMENT	DOSIS	EINNAHMEZEIT	WIRKUNG

NOTIZEN

<table>
<tr><td>DATUM</td><td></td><td>WOCHENTAG</td><td></td></tr>
</table>

DAUER

STÄRKE — ○ LEICHT   ○ MITTEL   ○ STARK

POSITION — ○ RECHTS   ○ LINKS   ○ STIRN   ○ MITTIG   ○ OHR   ○ SCHLÄFE   ○ HINTEN

BEGLEITSYMPTOME

○ ÜBELKEIT   ○ ERBRECHEN   ○ SCHWINDEL   ○ SCHWÄCHE

○ LICHTEMPFINDLICHKEIT   ○ LÄRMEMPFINDLICHKEIT   ○ APPETITLOSIGKEIT   ○ GERUCHSEMPFINDLICHKEIT

○ SPRACHSTÖRUNGEN   ○ SEHSTÖRUNGEN   ○ _______   ○ _______   ○ _______

AUSLÖSER

○ STRESS   ○ EMOTIONEN   ○ HORMONE   ○ ERNÄHRUNG

○ ERSCHÖPFUNG   ○ FLÜSSIGKEITSMANGEL   ○ WETTER   ○ ALKOHOL

○ _______   ○ _______   ○ _______   ○ _______   ○ _______

MEDIKAMENTE

MEDIKAMENT	DOSIS	EINNAHMEZEIT	WIRKUNG

NOTIZEN

| DATUM | | WOCHENTAG | |

| DAUER | | STÄRKE | ○ LEICHT | ○ MITTEL | ○ STARK |

POSITION
○ RECHTS ○ LINKS ○ STIRN ○ MITTIG ○ OHR ○ SCHLÄFE ○ HINTEN

BEGLEITSYMPTOME

○ ÜBELKEIT ○ ERBRECHEN ○ SCHWINDEL ○ SCHWÄCHE

○ LICHTEMPFINDLICHKEIT ○ LÄRMEMPFINDLICHKEIT ○ APPETITLOSIGKEIT ○ GERUCHSEMPFINDLICHKEIT

○ SPRACHSTÖRUNGEN ○ SEHSTÖRUNGEN ○ __________ ○ __________ ○ __________

AUSLÖSER

○ STRESS ○ EMOTIONEN ○ HORMONE ○ ERNÄHRUNG

○ ERSCHÖPFUNG ○ FLÜSSIGKEITSMANGEL ○ WETTER ○ ALKOHOL

○ __________ ○ __________ ○ __________ ○ __________ ○ __________

MEDIKAMENTE

MEDIKAMENT	DOSIS	EINNAHMEZEIT	WIRKUNG

NOTIZEN

<table>
<tr><td>DATUM</td><td></td><td>WOCHENTAG</td><td></td></tr>
<tr><td>DAUER</td><td></td><td>STÄRKE</td><td>◯ LEICHT　◯ MITTEL　◯ STARK</td></tr>
</table>

POSITION　◯ RECHTS　◯ LINKS　◯ STIRN　◯ MITTIG　◯ OHR　◯ SCHLÄFE　◯ HINTEN

BEGLEITSYMPTOME

◯ ÜBELKEIT　◯ ERBRECHEN　◯ SCHWINDEL　◯ SCHWÄCHE

◯ LICHTEMPFINDLICHKEIT　◯ LÄRMEMPFINDLICHKEIT　◯ APPETITLOSIGKEIT　◯ GERUCHSEMPFINDLICHKEIT

◯ SPRACHSTÖRUNGEN　◯ SEHSTÖRUNGEN　◯ ________　◯ ________　◯ ________

AUSLÖSER

◯ STRESS　◯ EMOTIONEN　◯ HORMONE　◯ ERNÄHRUNG

◯ ERSCHÖPFUNG　◯ FLÜSSIGKEITSMANGEL　◯ WETTER　◯ ALKOHOL

◯ ________　◯ ________　◯ ________　◯ ________　◯ ________

MEDIKAMENTE

MEDIKAMENT	DOSIS	EINNAHMEZEIT	WIRKUNG

NOTIZEN

MEDIKAMENTE			
MEDIKAMENT	DOSIS	EINNAHMEZEIT	WIRKUNG

DATUM

DAUER

WOCHENTAG

STÄRKE

○ LEICHT   ○ MITTEL   ○ STARK

POSITION

○ RECHTS   ○ LINKS   ○ STIRN   ○ MITTIG   ○ OHR   ○ SCHLÄFE   ○ HINTEN

BEGLEITSYMPTOME

○ ÜBELKEIT   ○ ERBRECHEN   ○ SCHWINDEL   ○ SCHWÄCHE

○ LICHTEMPFINDLICHKEIT   ○ LÄRMEMPFINDLICHKEIT   ○ APPETITLOSIGKEIT   ○ GERUCHSEMPFINDLICHKEIT

○ SPRACHSTÖRUNGEN   ○ SEHSTÖRUNGEN   ○ _______   ○ _______   ○ _______

AUSLÖSER

○ STRESS   ○ EMOTIONEN   ○ HORMONE   ○ ERNÄHRUNG

○ ERSCHÖPFUNG   ○ FLÜSSIGKEITSMANGEL   ○ WETTER   ○ ALKOHOL

○ _______   ○ _______   ○ _______   ○ _______   ○ _______

MEDIKAMENTE

MEDIKAMENT	DOSIS	EINNAHMEZEIT	WIRKUNG

NOTIZEN

DAUER

STÄRKE ○ LEICHT ○ MITTEL ○ STARK

POSITION ○ RECHTS ○ LINKS ○ STIRN ○ MITTIG ○ OHR ○ SCHLÄFE ○ HINTEN

BEGLEITSYMPTOME

○ ÜBELKEIT ○ ERBRECHEN ○ SCHWINDEL ○ SCHWÄCHE

○ LICHTEMPFINDLICHKEIT ○ LÄRMEMPFINDLICHKEIT ○ APPETITLOSIGKEIT ○ GERUCHSEMPFINDLICHKEIT

○ SPRACHSTÖRUNGEN ○ SEHSTÖRUNGEN ○ ________ ○ ________ ○ ________

AUSLÖSER

○ STRESS ○ EMOTIONEN ○ HORMONE ○ ERNÄHRUNG

○ ERSCHÖPFUNG ○ FLÜSSIGKEITSMANGEL ○ WETTER ○ ALKOHOL

○ ________ ○ ________ ○ ________ ○ ________ ○ ________

MEDIKAMENTE

MEDIKAMENT	DOSIS	EINNAHMEZEIT	WIRKUNG

NOTIZEN

MEDIKAMENT	DOSIS	EINNAHMEZEIT	WIRKUNG

| DATUM | | WOCHENTAG | |

| DAUER | | STÄRKE | ○ LEICHT | ○ MITTEL | ○ STARK |

POSITION
○ RECHTS ○ LINKS ○ STIRN ○ MITTIG ○ OHR ○ SCHLÄFE ○ HINTEN

BEGLEITSYMPTOME

○ ÜBELKEIT ○ ERBRECHEN ○ SCHWINDEL ○ SCHWÄCHE

○ LICHTEMPFINDLICHKEIT ○ LÄRMEMPFINDLICHKEIT ○ APPETITLOSIGKEIT ○ GERUCHSEMPFINDLICHKEIT

○ SPRACHSTÖRUNGEN ○ SEHSTÖRUNGEN ○ _____ ○ _____ ○ _____

AUSLÖSER

○ STRESS ○ EMOTIONEN ○ HORMONE ○ ERNÄHRUNG

○ ERSCHÖPFUNG ○ FLÜSSIGKEITSMANGEL ○ WETTER ○ ALKOHOL

○ _____ ○ _____ ○ _____ ○ _____ ○ _____

MEDIKAMENTE

MEDIKAMENT	DOSIS	EINNAHMEZEIT	WIRKUNG

NOTIZEN

DATUM

WOCHENTAG

DAUER

STÄRKE
○ LEICHT   ○ MITTEL   ○ STARK

POSITION
○ RECHTS   ○ LINKS   ○ STIRN   ○ MITTIG   ○ OHR   ○ SCHLÄFE   ○ HINTEN

BEGLEITSYMPTOME

○ ÜBELKEIT   ○ ERBRECHEN   ○ SCHWINDEL   ○ SCHWÄCHE

○ LICHTEMPFINDLICHKEIT   ○ LÄRMEMPFINDLICHKEIT   ○ APPETITLOSIGKEIT   ○ GERUCHSEMPFINDLICHKEIT

○ SPRACHSTÖRUNGEN   ○ SEHSTÖRUNGEN   ○ __________   ○ __________   ○ __________

AUSLÖSER

○ STRESS   ○ EMOTIONEN   ○ HORMONE   ○ ERNÄHRUNG

○ ERSCHÖPFUNG   ○ FLÜSSIGKEITSMANGEL   ○ WETTER   ○ ALKOHOL

○ __________   ○ __________   ○ __________   ○ __________   ○ __________

MEDIKAMENTE

MEDIKAMENT	DOSIS	EINNAHMEZEIT	WIRKUNG

NOTIZEN

WOCHENTAG

DAUER

STÄRKE ○ LEICHT ○ MITTEL ○ STARK

POSITION ○ RECHTS ○ LINKS ○ STIRN ○ MITTIG ○ OHR ○ SCHLÄFE ○ HINTEN

BEGLEITSYMPTOME

○ ÜBELKEIT ○ ERBRECHEN ○ SCHWINDEL ○ SCHWÄCHE

○ LICHTEMPFINDLICHKEIT ○ LÄRMEMPFINDLICHKEIT ○ APPETITLOSIGKEIT ○ GERUCHSEMPFINDLICHKEIT

○ SPRACHSTÖRUNGEN ○ SEHSTÖRUNGEN ○ __________ ○ __________ ○ __________

AUSLÖSER

○ STRESS ○ EMOTIONEN ○ HORMONE ○ ERNÄHRUNG

○ ERSCHÖPFUNG ○ FLÜSSIGKEITSMANGEL ○ WETTER ○ ALKOHOL

○ __________ ○ __________ ○ __________ ○ __________ ○ __________

MEDIKAMENTE

MEDIKAMENT	DOSIS	EINNAHMEZEIT	WIRKUNG

NOTIZEN

<table>
<tr><td>DATUM</td><td></td><td>WOCHENTAG</td><td></td></tr>
</table>

<table>
<tr><td>DAUER</td><td></td><td>STÄRKE</td><td>◯ LEICHT</td><td>◯ MITTEL</td><td>◯ STARK</td></tr>
</table>

POSITION
◯ RECHTS ◯ LINKS ◯ STIRN ◯ MITTIG ◯ OHR ◯ SCHLÄFE ◯ HINTEN

BEGLEITSYMPTOME

◯ ÜBELKEIT ◯ ERBRECHEN ◯ SCHWINDEL ◯ SCHWÄCHE

◯ LICHTEMPFINDLICHKEIT ◯ LÄRMEMPFINDLICHKEIT ◯ APPETITLOSIGKEIT ◯ GERUCHSEMPFINDLICHKEIT

◯ SPRACHSTÖRUNGEN ◯ SEHSTÖRUNGEN ◯ _______ ◯ _______ ◯ _______

AUSLÖSER

◯ STRESS ◯ EMOTIONEN ◯ HORMONE ◯ ERNÄHRUNG

◯ ERSCHÖPFUNG ◯ FLÜSSIGKEITSMANGEL ◯ WETTER ◯ ALKOHOL

◯ _______ ◯ _______ ◯ _______ ◯ _______ ◯ _______

MEDIKAMENTE

MEDIKAMENT	DOSIS	EINNAHMEZEIT	WIRKUNG

NOTIZEN

DATUM WOCHENTAG

DAUER **STÄRKE** ○ LEICHT ○ MITTEL ○ STARK

POSITION ○ RECHTS ○ LINKS ○ STIRN ○ MITTIG ○ OHR ○ SCHLÄFE ○ HINTEN

BEGLEITSYMPTOME

○ ÜBELKEIT ○ ERBRECHEN ○ SCHWINDEL ○ SCHWÄCHE

○ LICHTEMPFINDLICHKEIT ○ LÄRMEMPFINDLICHKEIT ○ APPETITLOSIGKEIT ○ GERUCHSEMPFINDLICHKEIT

○ SPRACHSTÖRUNGEN ○ SEHSTÖRUNGEN ○ ______ ○ ______ ○ ______

AUSLÖSER

○ STRESS ○ EMOTIONEN ○ HORMONE ○ ERNÄHRUNG

○ ERSCHÖPFUNG ○ FLÜSSIGKEITSMANGEL ○ WETTER ○ ALKOHOL

○ ______ ○ ______ ○ ______ ○ ______ ○ ______

MEDIKAMENTE

MEDIKAMENT	DOSIS	EINNAHMEZEIT	WIRKUNG

NOTIZEN

<table>
<tr><td>DATUM</td><td></td><td>WOCHENTAG</td><td></td></tr>
</table>

<table>
<tr><td>DAUER</td><td></td><td>STÄRKE</td><td>○ LEICHT</td><td>○ MITTEL</td><td>○ STARK</td></tr>
</table>

POSITION

○ RECHTS   ○ LINKS   ○ STIRN   ○ MITTIG   ○ OHR   ○ SCHLÄFE   ○ HINTEN

BEGLEITSYMPTOME

○ ÜBELKEIT   ○ ERBRECHEN   ○ SCHWINDEL   ○ SCHWÄCHE

○ LICHTEMPFINDLICHKEIT   ○ LÄRMEMPFINDLICHKEIT   ○ APPETITLOSIGKEIT   ○ GERUCHSEMPFINDLICHKEIT

○ SPRACHSTÖRUNGEN   ○ SEHSTÖRUNGEN   ○ __________   ○ __________   ○ __________

AUSLÖSER

○ STRESS   ○ EMOTIONEN   ○ HORMONE   ○ ERNÄHRUNG

○ ERSCHÖPFUNG   ○ FLÜSSIGKEITSMANGEL   ○ WETTER   ○ ALKOHOL

○ __________   ○ __________   ○ __________   ○ __________   ○ __________

MEDIKAMENTE

MEDIKAMENT	DOSIS	EINNAHMEZEIT	WIRKUNG

NOTIZEN

| DATUM | | WOCHENTAG | |
| DAUER | | STÄRKE | ○ LEICHT ○ MITTEL ○ STARK |

POSITION ○ RECHTS ○ LINKS ○ STIRN ○ MITTIG ○ OHR ○ SCHLÄFE ○ HINTEN

BEGLEITSYMPTOME

○ ÜBELKEIT ○ ERBRECHEN ○ SCHWINDEL ○ SCHWÄCHE

○ LICHTEMPFINDLICHKEIT ○ LÄRMEMPFINDLICHKEIT ○ APPETITLOSIGKEIT ○ GERUCHSEMPFINDLICHKEIT

○ SPRACHSTÖRUNGEN ○ SEHSTÖRUNGEN ○ _______ ○ _______ ○ _______

AUSLÖSER

○ STRESS ○ EMOTIONEN ○ HORMONE ○ ERNÄHRUNG

○ ERSCHÖPFUNG ○ FLÜSSIGKEITSMANGEL ○ WETTER ○ ALKOHOL

○ _______ ○ _______ ○ _______ ○ _______ ○ _______

MEDIKAMENTE

MEDIKAMENT	DOSIS	EINNAHMEZEIT	WIRKUNG

NOTIZEN

DATUM

WOCHENTAG

DAUER

STÄRKE
○ LEICHT ○ MITTEL ○ STARK

POSITION
○ RECHTS ○ LINKS ○ STIRN ○ MITTIG ○ OHR ○ SCHLÄFE ○ HINTEN

BEGLEITSYMPTOME
○ ÜBELKEIT ○ ERBRECHEN ○ SCHWINDEL ○ SCHWÄCHE
○ LICHTEMPFINDLICHKEIT ○ LÄRMEMPFINDLICHKEIT ○ APPETITLOSIGKEIT ○ GERUCHSEMPFINDLICHKEIT
○ SPRACHSTÖRUNGEN ○ SEHSTÖRUNGEN ○ _______ ○ _______ ○ _______

AUSLÖSER
○ STRESS ○ EMOTIONEN ○ HORMONE ○ ERNÄHRUNG
○ ERSCHÖPFUNG ○ FLÜSSIGKEITSMANGEL ○ WETTER ○ ALKOHOL
○ _______ ○ _______ ○ _______ ○ _______ ○ _______

MEDIKAMENTE

MEDIKAMENT	DOSIS	EINNAHMEZEIT	WIRKUNG

NOTIZEN

<table>
<tr><td>DATUM</td><td></td><td>WOCHENTAG</td><td></td></tr>
</table>

DATUM

DAUER

WOCHENTAG

STÄRKE — ○ LEICHT ○ MITTEL ○ STARK

POSITION — ○ RECHTS ○ LINKS ○ STIRN ○ MITTIG ○ OHR ○ SCHLÄFE ○ HINTEN

BEGLEITSYMPTOME

○ ÜBELKEIT ○ ERBRECHEN ○ SCHWINDEL ○ SCHWÄCHE

○ LICHTEMPFINDLICHKEIT ○ LÄRMEMPFINDLICHKEIT ○ APPETITLOSIGKEIT ○ GERUCHSEMPFINDLICHKEIT

○ SPRACHSTÖRUNGEN ○ SEHSTÖRUNGEN ○ ________ ○ ________ ○ ________

AUSLÖSER

○ STRESS ○ EMOTIONEN ○ HORMONE ○ ERNÄHRUNG

○ ERSCHÖPFUNG ○ FLÜSSIGKEITSMANGEL ○ WETTER ○ ALKOHOL

○ ________ ○ ________ ○ ________ ○ ________ ○ ________

MEDIKAMENTE

MEDIKAMENT	DOSIS	EINNAHMEZEIT	WIRKUNG

NOTIZEN

DATUM		WOCHENTAG

DAUER		STÄRKE	○ LEICHT	○ MITTEL	○ STARK

POSITION ○ RECHTS ○ LINKS ○ STIRN ○ MITTIG ○ OHR ○ SCHLÄFE ○ HINTEN

BEGLEITSYMPTOME

○ ÜBELKEIT ○ ERBRECHEN ○ SCHWINDEL ○ SCHWÄCHE

○ LICHTEMPFINDLICHKEIT ○ LÄRMEMPFINDLICHKEIT ○ APPETITLOSIGKEIT ○ GERUCHSEMPFINDLICHKEIT

○ SPRACHSTÖRUNGEN ○ SEHSTÖRUNGEN ○ _______ ○ _______ ○ _______

AUSLÖSER

○ STRESS ○ EMOTIONEN ○ HORMONE ○ ERNÄHRUNG

○ ERSCHÖPFUNG ○ FLÜSSIGKEITSMANGEL ○ WETTER ○ ALKOHOL

○ _______ ○ _______ ○ _______ ○ _______ ○ _______

MEDIKAMENTE

MEDIKAMENT	DOSIS	EINNAHMEZEIT	WIRKUNG

NOTIZEN

<table>
<tr><td>DATUM</td><td></td><td>WOCHENTAG</td><td></td></tr>
</table>

| DATUM | | WOCHENTAG | |

DATUM

WOCHENTAG

DAUER

STÄRKE ○ LEICHT ○ MITTEL ○ STARK

POSITION ○ RECHTS ○ LINKS ○ STIRN ○ MITTIG ○ OHR ○ SCHLÄFE ○ HINTEN

BEGLEITSYMPTOME

○ ÜBELKEIT ○ ERBRECHEN ○ SCHWINDEL ○ SCHWÄCHE

○ LICHTEMPFINDLICHKEIT ○ LÄRMEMPFINDLICHKEIT ○ APPETITLOSIGKEIT ○ GERUCHSEMPFINDLICHKEIT

○ SPRACHSTÖRUNGEN ○ SEHSTÖRUNGEN ○ _____ ○ _____ ○ _____

AUSLÖSER

○ STRESS ○ EMOTIONEN ○ HORMONE ○ ERNÄHRUNG

○ ERSCHÖPFUNG ○ FLÜSSIGKEITSMANGEL ○ WETTER ○ ALKOHOL

○ _____ ○ _____ ○ _____ ○ _____ ○ _____

MEDIKAMENTE

MEDIKAMENT	DOSIS	EINNAHMEZEIT	WIRKUNG

NOTIZEN

POSITION   RECHTS   LINKS   STIRN   MITTIG   OHR   SCHLÄFE   HINTEN

BEGLEITSYMPTOME

ÜBELKEIT   ERBRECHEN   SCHWINDEL   SCHWÄCHE

LICHTEMPFINDLICHKEIT   LÄRMEMPFINDLICHKEIT   APPETITLOSIGKEIT   GERUCHSEMPFINDLICHKEIT

SPRACHSTÖRUNGEN   SEHSTÖRUNGEN

AUSLÖSER

STRESS   EMOTIONEN   HORMONE   ERNÄHRUNG

ERSCHÖPFUNG   FLÜSSIGKEITSMANGEL   WETTER   ALKOHOL

MEDIKAMENTE

MEDIKAMENT	DOSIS	EINNAHMEZEIT	WIRKUNG

NOTIZEN

<table>
<tr><td>DATUM</td><td></td><td>WOCHENTAG</td><td></td></tr>
<tr><td>DAUER</td><td></td><td>STÄRKE</td><td>○ LEICHT   ○ MITTEL   ○ STARK</td></tr>
</table>

POSITION   ○ RECHTS   ○ LINKS   ○ STIRN   ○ MITTIG   ○ OHR   ○ SCHLÄFE   ○ HINTEN

BEGLEITSYMPTOME

○ ÜBELKEIT   ○ ERBRECHEN   ○ SCHWINDEL   ○ SCHWÄCHE

○ LICHTEMPFINDLICHKEIT   ○ LÄRMEMPFINDLICHKEIT   ○ APPETITLOSIGKEIT   ○ GERUCHSEMPFINDLICHKEIT

○ SPRACHSTÖRUNGEN   ○ SEHSTÖRUNGEN   ○ _____   ○ _____   ○ _____

AUSLÖSER

○ STRESS   ○ EMOTIONEN   ○ HORMONE   ○ ERNÄHRUNG

○ ERSCHÖPFUNG   ○ FLÜSSIGKEITSMANGEL   ○ WETTER   ○ ALKOHOL

○ _____   ○ _____   ○ _____   ○ _____   ○ _____

MEDIKAMENTE

MEDIKAMENT	DOSIS	EINNAHMEZEIT	WIRKUNG

NOTIZEN

DATUM

WOCHENTAG

DAUER

STÄRKE

LEICHT   MITTEL   STARK

POSITION

RECHTS   LINKS   STIRN   MITTIG   OHR   SCHLÄFE   HINTEN

BEGLEITSYMPTOME

ÜBELKEIT   ERBRECHEN   SCHWINDEL   SCHWÄCHE

LICHTEMPFINDLICHKEIT   LÄRMEMPFINDLICHKEIT   APPETITLOSIGKEIT   GERUCHSEMPFINDLICHKEIT

SPRACHSTÖRUNGEN   SEHSTÖRUNGEN   _________   _________   _________

AUSLÖSER

STRESS   EMOTIONEN   HORMONE   ERNÄHRUNG

ERSCHÖPFUNG   FLÜSSIGKEITSMANGEL   WETTER   ALKOHOL

_________   _________   _________   _________   _________

MEDIKAMENTE

MEDIKAMENT	DOSIS	EINNAHMEZEIT	WIRKUNG

NOTIZEN

| DATUM | | WOCHENTAG | |

| DAUER | | STÄRKE | LEICHT | MITTEL | STARK |

| POSITION | RECHTS | LINKS | STIRN | MITTIG | OHR | SCHLÄFE | HINTEN |

BEGLEITSYMPTOME

- ÜBELKEIT
- ERBRECHEN
- SCHWINDEL
- SCHWÄCHE
- LICHTEMPFINDLICHKEIT
- LÄRMEMPFINDLICHKEIT
- APPETITLOSIGKEIT
- GERUCHSEMPFINDLICHKEIT
- SPRACHSTÖRUNGEN
- SEHSTÖRUNGEN

AUSLÖSER

- STRESS
- EMOTIONEN
- HORMONE
- ERNÄHRUNG
- ERSCHÖPFUNG
- FLÜSSIGKEITSMANGEL
- WETTER
- ALKOHOL

MEDIKAMENTE

MEDIKAMENT	DOSIS	EINNAHMEZEIT	WIRKUNG

NOTIZEN

MEDIKAMENTE			
MEDIKAMENT	DOSIS	EINNAHMEZEIT	WIRKUNG

DATUM

WOCHENTAG

DAUER

STÄRKE
○ LEICHT ○ MITTEL ○ STARK

POSITION
○ RECHTS ○ LINKS ○ STIRN ○ MITTIG ○ OHR ○ SCHLÄFE ○ HINTEN

BEGLEITSYMPTOME
○ ÜBELKEIT ○ ERBRECHEN ○ SCHWINDEL ○ SCHWÄCHE
○ LICHTEMPFINDLICHKEIT ○ LÄRMEMPFINDLICHKEIT ○ APPETITLOSIGKEIT ○ GERUCHSEMPFINDLICHKEIT
○ SPRACHSTÖRUNGEN ○ SEHSTÖRUNGEN ○ _________ ○ _________ ○ _________

AUSLÖSER
○ STRESS ○ EMOTIONEN ○ HORMONE ○ ERNÄHRUNG
○ ERSCHÖPFUNG ○ FLÜSSIGKEITSMANGEL ○ WETTER ○ ALKOHOL
○ _________ ○ _________ ○ _________ ○ _________ ○ _________

MEDIKAMENTE

MEDIKAMENT	DOSIS	EINNAHMEZEIT	WIRKUNG

NOTIZEN

DAUER

STÄRKE
○ LEICHT ○ MITTEL ○ STARK

POSITION
○ RECHTS ○ LINKS ○ STIRN ○ MITTIG ○ OHR ○ SCHLÄFE ○ HINTEN

BEGLEITSYMPTOME
○ ÜBELKEIT ○ ERBRECHEN ○ SCHWINDEL ○ SCHWÄCHE
○ LICHTEMPFINDLICHKEIT ○ LÄRMEMPFINDLICHKEIT ○ APPETITLOSIGKEIT ○ GERUCHSEMPFINDLICHKEIT
○ SPRACHSTÖRUNGEN ○ SEHSTÖRUNGEN ○ _______ ○ _______ ○ _______

AUSLÖSER
○ STRESS ○ EMOTIONEN ○ HORMONE ○ ERNÄHRUNG
○ ERSCHÖPFUNG ○ FLÜSSIGKEITSMANGEL ○ WETTER ○ ALKOHOL
○ _______ ○ _______ ○ _______ ○ _______ ○ _______

MEDIKAMENTE

MEDIKAMENT	DOSIS	EINNAHMEZEIT	WIRKUNG

NOTIZEN

DATUM		WOCHENTAG	

| DAUER | | STÄRKE | ◯ LEICHT | ◯ MITTEL | ◯ STARK |

POSITION ◯ RECHTS ◯ LINKS ◯ STIRN ◯ MITTIG ◯ OHR ◯ SCHLÄFE ◯ HINTEN

BEGLEITSYMPTOME

◯ ÜBELKEIT ◯ ERBRECHEN ◯ SCHWINDEL ◯ SCHWÄCHE

◯ LICHTEMPFINDLICHKEIT ◯ LÄRMEMPFINDLICHKEIT ◯ APPETITLOSIGKEIT ◯ GERUCHSEMPFINDLICHKEIT

◯ SPRACHSTÖRUNGEN ◯ SEHSTÖRUNGEN ◯ _______ ◯ _______ ◯ _______

AUSLÖSER

◯ STRESS ◯ EMOTIONEN ◯ HORMONE ◯ ERNÄHRUNG

◯ ERSCHÖPFUNG ◯ FLÜSSIGKEITSMANGEL ◯ WETTER ◯ ALKOHOL

◯ _______ ◯ _______ ◯ _______ ◯ _______ ◯ _______

MEDIKAMENTE

MEDIKAMENT	DOSIS	EINNAHMEZEIT	WIRKUNG

NOTIZEN

DATUM

WOCHENTAG

DAUER

STÄRKE

○ LEICHT ○ MITTEL ○ STARK

POSITION

○ RECHTS ○ LINKS ○ STIRN ○ MITTIG ○ OHR ○ SCHLÄFE ○ HINTEN

BEGLEITSYMPTOME

○ ÜBELKEIT ○ ERBRECHEN ○ SCHWINDEL ○ SCHWÄCHE

○ LICHTEMPFINDLICHKEIT ○ LÄRMEMPFINDLICHKEIT ○ APPETITLOSIGKEIT ○ GERUCHSEMPFINDLICHKEIT

○ SPRACHSTÖRUNGEN ○ SEHSTÖRUNGEN ○ ________ ○ ________ ○ ________

AUSLÖSER

○ STRESS ○ EMOTIONEN ○ HORMONE ○ ERNÄHRUNG

○ ERSCHÖPFUNG ○ FLÜSSIGKEITSMANGEL ○ WETTER ○ ALKOHOL

○ ________ ○ ________ ○ ________ ○ ________ ○ ________

MEDIKAMENTE

MEDIKAMENT	DOSIS	EINNAHMEZEIT	WIRKUNG

NOTIZEN

WOCHENTAG

DAUER

STÄRKE
○ LEICHT   ○ MITTEL   ○ STARK

POSITION
○ RECHTS   ○ LINKS   ○ STIRN   ○ MITTIG   ○ OHR   ○ SCHLÄFE   ○ HINTEN

BEGLEITSYMPTOME
○ ÜBELKEIT   ○ ERBRECHEN   ○ SCHWINDEL   ○ SCHWÄCHE
○ LICHTEMPFINDLICHKEIT   ○ LÄRMEMPFINDLICHKEIT   ○ APPETITLOSIGKEIT   ○ GERUCHSEMPFINDLICHKEIT
○ SPRACHSTÖRUNGEN   ○ SEHSTÖRUNGEN   ○ __________   ○ __________   ○ __________

AUSLÖSER
○ STRESS   ○ EMOTIONEN   ○ HORMONE   ○ ERNÄHRUNG
○ ERSCHÖPFUNG   ○ FLÜSSIGKEITSMANGEL   ○ WETTER   ○ ALKOHOL
○ __________   ○ __________   ○ __________   ○ __________   ○ __________

MEDIKAMENTE

MEDIKAMENT	DOSIS	EINNAHMEZEIT	WIRKUNG

NOTIZEN

MEDIKAMENTE			
MEDIKAMENT	DOSIS	EINNAHMEZEIT	WIRKUNG

DATUM		WOCHENTAG	

DAUER		STÄRKE	○ LEICHT	○ MITTEL	○ STARK

POSITION

○ RECHTS ○ LINKS ○ STIRN ○ MITTIG ○ OHR ○ SCHLÄFE ○ HINTEN

BEGLEITSYMPTOME

○ ÜBELKEIT ○ ERBRECHEN ○ SCHWINDEL ○ SCHWÄCHE

○ LICHTEMPFINDLICHKEIT ○ LÄRMEMPFINDLICHKEIT ○ APPETITLOSIGKEIT ○ GERUCHSEMPFINDLICHKEIT

○ SPRACHSTÖRUNGEN ○ SEHSTÖRUNGEN ○ _______ ○ _______ ○ _______

AUSLÖSER

○ STRESS ○ EMOTIONEN ○ HORMONE ○ ERNÄHRUNG

○ ERSCHÖPFUNG ○ FLÜSSIGKEITSMANGEL ○ WETTER ○ ALKOHOL

○ _______ ○ _______ ○ _______ ○ _______ ○ _______

MEDIKAMENTE

MEDIKAMENT	DOSIS	EINNAHMEZEIT	WIRKUNG

NOTIZEN

DATUM

DATUM

WOCHENTAG

DAUER

STÄRKE
- ○ LEICHT
- ○ MITTEL
- ○ STARK

POSITION
- ○ RECHTS
- ○ LINKS
- ○ STIRN
- ○ MITTIG
- ○ OHR
- ○ SCHLÄFE
- ○ HINTEN

BEGLEITSYMPTOME
- ○ ÜBELKEIT
- ○ ERBRECHEN
- ○ SCHWINDEL
- ○ SCHWÄCHE
- ○ LICHTEMPFINDLICHKEIT
- ○ LÄRMEMPFINDLICHKEIT
- ○ APPETITLOSIGKEIT
- ○ GERUCHSEMPFINDLICHKEIT
- ○ SPRACHSTÖRUNGEN
- ○ SEHSTÖRUNGEN
- ○ _______
- ○ _______
- ○ _______

AUSLÖSER
- ○ STRESS
- ○ EMOTIONEN
- ○ HORMONE
- ○ ERNÄHRUNG
- ○ ERSCHÖPFUNG
- ○ FLÜSSIGKEITSMANGEL
- ○ WETTER
- ○ ALKOHOL
- ○ _______
- ○ _______
- ○ _______
- ○ _______
- ○ _______

MEDIKAMENTE

MEDIKAMENT	DOSIS	EINNAHMEZEIT	WIRKUNG

NOTIZEN

DATUM

WOCHENTAG

DAUER

STÄRKE
LEICHT   MITTEL   STARK

POSITION
RECHTS   LINKS   STIRN   MITTIG   OHR   SCHLÄFE   HINTEN

BEGLEITSYMPTOME
ÜBELKEIT   ERBRECHEN   SCHWINDEL   SCHWÄCHE
LICHTEMPFINDLICHKEIT   LÄRMEMPFINDLICHKEIT   APPETITLOSIGKEIT   GERUCHSEMPFINDLICHKEIT
SPRACHSTÖRUNGEN   SEHSTÖRUNGEN

AUSLÖSER
STRESS   EMOTIONEN   HORMONE   ERNÄHRUNG
ERSCHÖPFUNG   FLÜSSIGKEITSMANGEL   WETTER   ALKOHOL

MEDIKAMENTE
MEDIKAMENT   DOSIS   EINNAHMEZEIT   WIRKUNG

NOTIZEN

www.ingramcontent.com/pod-product-compliance
Lightning Source LLC
Chambersburg PA
CBHW070737250726
48662CB00004B/1566